Regine Dapra

Ich lebe mit Osteoporose

Regine Dapra

Ich lebe mit Osteoporose

Ein Erfahrungsbericht

Zum Titelbild:
Wenige Monate vor dem Wirbelkörpereinbruch malte
Regine Dapra das Bild »Die alte Ruine«, nicht ahnend,
dass dieses Bild ihren Knochenzustand symbolisierte.

Inhaltsverzeichnis

Vorwort von Barbara Rütting

Die Computer-Tomographie zeigt einen massiven Abbau der Knochensubstanz. Einbruch eines Brustwirbels, fortgeschrittener Knochenabbau in einem solchen Stadium, dass jede unbedachte Bewegung zu neuen Brüchen führen kann. Die Patientin kann vor Schmerzen kaum atmen, sich kaum bewegen. Auf ihre Frage, wie lange sie diesen unerträglichen Zustand denn noch aushalten müsse, erhält sie vom Arzt die launige Antwort: Bis dass der Tod uns scheidet. Einer seiner Kollegen meint tröstend, es gäbe heutzutage doch bereits sehr gute Rollstühle.

Wie sich ein Mensch nach einer so niederschmetternden Diagnose fühlt, ist nur zu erahnen, und nachzuempfinden wohl nur von jemandem, der Ähnliches erlebt hat wie Regine Dapra. In ihrem Buch beschreibt sie ihre Verzweiflung angesichts dieses Urteils, das Gefühl des Verlassenseins, ihre Mutlosigkeit – und dann den Entschluss, die Krankheit als Aufgabe zu begreifen und nicht aufzugeben. Und sie hat es geschafft!

Mit beispielhafter Tapferkeit hat sie an sich und der Wiedererlangung ihres Wohlbefindens gearbeitet, in schonungsloser Ehrlichkeit sich selbst gegenüber die Faktoren erkannt, die die Krankheit hervorriefen – und diese Faktoren ausgemerzt.

Wie hat es überhaupt so weit kommen können?

Regine Dapra ist nicht nur eine berühmte Malerin, sondern ebenso geschätzt für ihren Einsatz im Tierschutz. Beim Kampf um die Abschaffung der Tierversuche lernten wir uns vor ungefähr zwei Jahrzehnten kennen und wurden Freundinnen fürs Leben. Der Sorge um den Schutz der Tiere haben wir beide uns oft weit über unsere Kräfte gewidmet und dabei einen geradezu katastrophalen Raubbau an unserer Gesundheit betrieben, physisch wie psychisch. Während ich aber das Glück hatte, durch mein Leben auf dem Land, die Bewegung in frischer Luft und meine gesunde Nahrung immer wieder neue Kräfte schöpfen zu können, scheint diese ständige Überforderung für Regine Dapra der endgültige Auslöser für ihren gesundheitlichen Zusammenbruch gewesen zu sein. Eines Tages geschah es: Wirbelkörpereinbruch, Osteoporose, nur noch ein Teil der ursprünglichen Knochenmasse vorhanden.

Keiner der vielen Ärzte, die sie aufsuchte, konnte ihr wirklich helfen. Ihr wurde klar: Hilf dir selbst – oder du bist verloren. Sie musste ihre Gesundung in ihre eigenen Hände nehmen, und das hat sie getan, mit einem wirklich sensationellen Erfolg.

Wer diese fröhliche, bewegliche, lebensprühende Frau heute sieht, hält ihre Krankheits- und Leidensgeschichte für schier unmöglich. Statt »Ich lebe mit Osteoporose« müsste der Titel des Buches heute eigentlich lauten »Ich lebte mit Osteoporose«.

Die Buchläden sind voll von Büchern, die Empfehlungen zum Gesundbleiben oder Wiedergesundwerden geben, auch zum Thema Osteoporose. Meistens bleiben sie in noch dazu sehr widersprüchlichen Theorien stecken. Regine Dapras Buch hingegen zeichnet sich dadurch aus, dass hier eine Betroffene schreibt und ihre selbst erprobten Ratschläge weitergibt. Sie berichtet über die Umstellung ihrer Lebens- und Ernährungsgewohnheiten, stellt die gymnastischen Übungen vor, die ihr halfen, ihren Körper wieder zu kräftigen, ihre Meditationen und Entspannungsübungen und auch einige Rezepte aus meinen Kochbüchern, die nicht nur gesund sind, sondern noch dazu köstlich munden.

Wir alle sollten lernen, aufmerksamer in uns hineinzuhören und wieder Sensibilität für den eigenen Körper, den Tempel der Seele, und seine Bedürfnisse zu entwickeln. Gerade diejenigen, die zum Helfersyndrom neigen – wie wohl meine Freundin Regine und auch ich – sollten ruhig etwas mehr Selbstliebe üben. Sie sollten sich so oft wie möglich Gutes tun, versuchen, nicht nur die Schrecknisse dieser Welt zu sehen und daran zu leiden, sondern auch ihre Schönheiten zu genießen. So gehen wir heute gern gemeinsam gut essen und lachen viel, denn auch Lachen trägt zum Gesundsein bei.

Ich freue mich ganz gewaltig über diese neue zweite Auflage und wünsche mir von Herzen, dass dieses Buch auch anderen Menschen Mut machen wird, ihre Heilung in die eigenen Hände zu nehmen.

Eine ganz persönliche Geschichte

Warum ich dieses Buch geschrieben habe

Von der Krankheit »Osteoporose« hatte ich zuvor noch nie gehört. Nach dem Einbruch eines Brustwirbels traf mich der Befund »fortgeschrittener Knochenabbau« wie ein Blitz aus heiterem Himmel. Die ständigen Rückenschmerzen hatte ich bislang einfach als Folge meines sitzenden Berufes hingenommen. Kein Arzt hatte mich auf eventuelle Osteoporose-Anzeichen aufmerksam gemacht.

Nach umfassender Beschäftigung mit dieser Krankheit weiß ich heute, dass meine Lebensgewohnheiten diesen radikalen Abbau mitverursacht und gefördert haben, und zwar vor allem mangelnde Bewegung und kalziumarme Ernährung. Erschwerend kam die körperliche Disposition für dieses Leiden hinzu. Hätte ich die Zusammenhänge gekannt und mich anders verhalten, wäre der Krankheitsverlauf wohl nicht so dramatisch fortgeschritten.

Nach dem Brustwirbeleinbruch stellte sich heraus, dass der Abbau meiner Knochen bereits in ein Stadium eingetreten war, in dem jede unbedachte Bewegung zu neuen Brüchen führen konnte. Eingehende Gespräche mit verschiedenen Ärzten machten mir klar: Hilf dir selbst oder du bist verloren!

Jahre sind mittlerweile vergangen. Dank meiner Bemühungen habe ich inzwischen zu relativem Wohlbefinden zurückgefunden. Und dieses Wohlbefinden bilde ich mir keineswegs ein – das bestätigt ein neuer Tomographie-Befund.

Um anderen Mut zu machen und ihnen zu helfen, habe ich meine Erfahrungen im Umgang mit dieser heimtückischen Krankheit aufgeschrieben. Ich wünsche allen, die diesen »Selbsthilfe-Weg« beschreiten, Vertrauen in die eigenen Kräfte, Ausdauer und Gottes Hilfe.

Die Hoffnung nicht aufgeben

Auf einer Gesundheitskreuzfahrt im Mittelmeer ein gutes Jahr nach meinem Brustwirbeleinbruch fiel mir eine zarte, gut aussehende Mittfünfzigerin auf, die sich weder an den Landausflügen noch an Gymnastikstunden beteiligte. Man sah sie entweder auf dem Sonnendeck oder in der Bibliothek, meist allein, zurückgezogen, mit leicht verhärmtem Gesichtsausdruck.

Als wir uns Istanbul näherten, bot ich mich Barbara Rütting – wir sind seit Jahren befreundet – als Cicerone an, da mir diese Stadt durch meine Cousine Elfie, die dort seit Jahrzehnten lebt, sehr vertraut ist. Elfie, die mit einem Istanbuler Chirurgen verheiratet ist, hatte mich und meine Familie häufig in ihr Haus am Meer eingeladen und uns jeden Winkel der Stadt gezeigt. So wollte ich Barbara an diesem Tag wenigstens einen Überblick über die berühmtesten Sehenswürdigkeiten und einen Eindruck vom typischen Leben und Treiben in dieser unvergleichlichen Stadt vermitteln. Wir gingen an Land. Ich führte sie auf den Serailhügel und zeigte ihr von oben das Panorama dieser herrlichen Stadt. Dann ging's zur blauen Moschee und zur prachtvollen Hagia Sophia. Von dort schlenderten wir, eingehüllt von fremdartigen Gerüchen, zum überdachten Bazar und anschließend durch dichtes Menschengewühl, durch ein Gewirr von hupenden, lärmenden Autos, Lastkarren, Rädern und Fuhrwerken die Altstadt hinunter zum Bosporus, zur Galatabrücke. Insgesamt waren wir sechs oder mehr Stunden auf holprigen Pflasterstraßen hügelauf und hügelab unterwegs.

Die einzige Rast hielten wir im Geschäft eines zwanzigjährigen Teppichhändlers. Er hatte uns vor seinem Laden angesprochen, da er Barbara aus ihren Filmen kannte. Bei einem türkischen Kaffee bat er sie feierlich, ihn zu heiraten. Er war in Deutschland aufgewachsen, hatte sich schon als Kind in Barbara verliebt und jetzt, mit ihrem weißen Haar, gefiel sie ihm noch besser. Barbaras Schönheit und Ruhm wolle er mit seiner Jugend, seiner frischen Männlichkeit und seiner etwa fünfzigköpfigen Sippschaft, die Macht, Schutz und Ansehen garantierte, aufwiegen.

Auf dem Rückweg zum Schiff scherzten und lachten wir ausgiebig über die neue Istanbuler Karriere der Barbara Rütting: Barbara mit verhülltem Haupt an der Seite ihres Kind-Gemahls, umringt vom mohammedanischen Familienclan, vom beschaulichen Dorf in Österreich träumend.

Vergnügt, aber todmüde, erreichten wir endlich den Hafen. Welch tröstliches Bild: Wie eine feste Burg ragte unser stolzes Schiff in den azurfarbenen Himmel, keine alte Ritterburg, sondern eine Burg mit allen Bequemlichkeiten, allem Luxus, mit herrlicher Küche, die Vollwertspezialitäten hervorzauberte, wie ich sie noch nie zuvor genossen hatte.

Zwar machte sich jeder einzelne meiner Knochen revoltierend bemerkbar, doch ich hatte diese »Gewalttour« überstanden, ohne Schaden zu nehmen.

Am Abend traf ich in der Schiffsbibliothek jene zarte, einsame Dame und erzählte ihr von unserem Ausflug und unseren »Abenteuern«. Sie sah mich mit Tränen in den Augen an und sagte fast unhörbar: »Für mich ist das alles vorbei. Ich habe Osteoporose. Meine Abenteuer heißen Tabletten und Injektionen, nur so kann ich die Schmerzen in erträglichen Grenzen halten.«

Als ich mich ihr als Leidensgenossin vorstellte, wollte sie es zuerst nicht glauben. Im Verlauf unseres Gesprächs stellten wir dann aber viele Gemeinsamkeiten in unseren jeweiligen Krankengeschichten fest. Die Übereinstimmungen reichten von der Knochendichte bis zum Einbruch des gleichen Wirbels. Ihr passierte die Katastrophe ein Jahr, mir 14 Monate zuvor. »Sie sind der erste Mensch, der mir Hoffnung gibt«, sagte sie immer wieder.

Ich erzählte Barbara davon, und sie nahm mir das Versprechen ab, in ihrem damaligen Seminar-Zentrum in Oberhofen über Osteoporose und meine Erfahrungen im Umgang mit dieser Krankheit zu sprechen. Dieses Versprechen habe ich gehalten.

Nun möchte ich meine Erfahrung einem größeren Kreis von Leidensgenossinnen weitergeben. Denn ich weiß, dass auch sie mit dieser Krankheit allein gelassen sind, ebenso wie ich es war. So schreibe ich also nieder, wie es mir ergangen ist und was ich getan habe, um wieder zurechtzukommen.

Ein folgenschwerer Tag

Es geschah an einem wunderschönen Augusttag. Beim Heben einer Bettlade verspürte ich im Rücken einen Knacks. Ich fühlte mich etwas beklommen und geängstigt und legte mich kurz hin. Bald aber setzten praktische Überlegungen ein. Für den Nachmittag hatten sich Freunde von auswärts angemeldet – darunter eine Jugendfreundin, die ich selten sehe –, er musste ungestört verlaufen. Die Freunde kamen, und ich war voll beschäftigt mit Bewirtung und Unterhaltung. Die Schmerzen im Rücken, die ich nicht wahrhaben wollte, wurden stärker und heftiger und mit der Zeit unerträglich. Ich konnte kaum noch sitzen, mich nur mit Mühe aufrecht halten. Aber mein Motto lautete: Nur nichts anmerken lassen, durchhalten, Disziplin!

Als sich unsere kleine Gesellschaft nach vier oder fünf Stunden trennte, war ich vor Schmerzen und innerem Frost in kalten Schweiß gebadet. Es folgte eine schlimme Nacht, und auch während des folgenden Tages trat kaum Besserung ein. Als die Schmerzen in der zweiten Nacht etwas abklangen, deutete ich dies als beginnenden Heilungsprozess.

Tags darauf fuhr ich für zwei Tage, mit Reisetasche bepackt, nach München. Dort war ich mit einer verwitweten Freundin verabredet, die sich einsam fühlte. In München nahmen die Schmerzen wieder zu. Die ausziehbare Bank mit zu hartem Unterbau, auf die ich mich abends erschöpft legte, wurde geradezu zum Folter-Lager. Ich konnte mich vor Schmerzen kaum rühren und quälte mich von Stunde zu Stunde durch eine unendlich lange Nacht. Ich wusste zwar, dass etwas Schwerwiegendes geschehen sein musste, doch ich wollte nicht weiter darüber nachdenken. Nur Nächstliegendes kreiste unentwegt durch meinen Kopf: »Wie komme ich heraus aus diesem Qualenbett, wie wasche ich mich, wie ziehe ich mich an, wie komme ich nach Hause?« Schließlich saß ich im Zug nach Salzburg. Die zwei Stunden Bahnfahrt schienen endlos. Ich konnte kaum atmen, es war ein Gefühl, als sei meine Lunge durchbohrt. »Kann ich Ihnen helfen, ich bin Ärztin«, sprach mich eine Mitreisende an. Ich schilderte ihr meinen Zustand, woraufhin sie auf eine Rippenfellentzündung tippte.

War ich zuvor entschlossen, mich sofort nach meiner Ankunft ins Salzburger Unfallkrankenhaus zu begeben, wurde ich durch diese Diagnose wieder verunsichert. So wandte ich mich, endlich in Salzburg angekommen, an unseren Hausarzt, der gleich den richtigen Verdacht hatte, ohne ihn gleich auszusprechen: Wirbelkörpereinbruch!

Nun folgten unvermeidliche, endlose Wartezeiten in den unterschiedlichsten Arztpraxen und eine mir endlos erscheinende Reihe von Untersuchungen. Das Ergebnis war deprimierend: Die Computer-Tomographie zeigte einen massiven Abbau der Knochensubstanz.

In dieser ersten düsteren, von Schmerz und Wehmut geprägten Phase, in der ich mich einsam, verzweifelt und von Gott und der Welt im Stich gelassen fühlte, empfand ich absolut keine Zuversicht. Im Gegenteil: Unsicherheit, Mutlosigkeit, Bangigkeit begleiteten jeden meiner Schritte im Straßenverkehr, bei Ordinations-Besuchen, beim Einkaufen. Auch beim Spaziergang lösten Radfahrer, die unvermutet hinter mir auftauchten, Furcht und Schrecken in mir aus. Die Angst war allgegenwärtig: Angst vor einem falschen Schritt, vorm Stolpern, Angst davor angestoßen zu werden, Angst zu gehen, zu sitzen und zu liegen. Und nirgendwo ein Lichtblick, keinerlei Erleichterung.

Das »zu Bett gehen« endete jedes Mal in schierer Verzweiflung. Alles verlief im Zeitlupentempo. Ich war vor Schmerz wie paralysiert und hatte Furcht vor jeder Bewegung, vor jeder Aktivität, die zu neuen Katastrophen führen könnte.

»Bitte«, sagte ich zu meinem Hausarzt, »bitte sagen Sie mir einen Trick, wie ich liegen soll, um nur ein wenig schlafen zu können!« Aber es gab keine Tricks außer Schmerzmitteln, und die habe ich aus gutem Grunde nur ein einziges Mal genommen. Heute glaube ich, dass dieser Verzicht meine Rekonvaleszenz positiv beeinflusst hat.

Wie lange diese qualvolle Zeit dauerte, weiß ich nicht mehr. Waren es Wochen? Monate? Mir kam diese Zeit wie eine Ewigkeit vor. Phasen kaum erträglicher Schmerzen wechselten sich mit Phasen leidlicher Schmerzen ab. Die Rückenschmerzen jedoch blieben konstant.

Ich durfte mich nicht bücken, keinerlei Hausarbeiten verrichten, nichts tragen. Alle unsere Sitzgelegenheiten erwiesen sich als unbrauchbar. Ich konnte nicht mehr malen. Meine gesamte Existenz schien aus der Bahn geworfen.

Osteoporose – was ist das überhaupt?

Bei jedem Menschen nimmt die Knochendichte ab dem 35. Lebensjahr kontinuierlich ab. Ein gewisser Verlust an Knochenmasse ist normal und gehört zum Älterwerden dazu, wie das Ergrauen der Haare, das Altern der Haut oder der Verlust der Zähne. Überschreitet der Knochenverlust jedoch das normale Maß von bis zu 3 Prozent jährlich, spricht man von Osteoporose. Diese Krankheit kommt bei Frauen sechs- bis siebenmal häufiger vor als bei Männern und entwickelt sich unbemerkt über mindestens 20 Jahre, ehe es zu einem Bruch kommt. In dieser Zeit hat sich das Knochengerüst um bereits bis zu einem Drittel verringert.

In den Wechseljahren verliert jede dritte Frau pro Jahr bis zu 10 Prozent ihrer Knochenmasse. Der gesamte Knochenumsatz, also der zyklische Prozess des Knochenaufbaus und -abbaus (siehe Seite 17 ff), liegt darnieder: Er ist inaktiv geworden. Der Knochen wird porös und schwach und bekommt ein schwammiges Aussehen. Im Röntgenbild erscheint er daher durchsichtiger.

Osteoporose ist also ein radikaler Abbau der Knochenmasse und birgt in sich die Gefahr erhöhter Knochenbrüchigkeit. Der Krankheitsverlauf ist heimtückisch, weil er schleichend und unmerklich vor sich geht und es keine Warnsignale gibt. Leider wird die Krankheit häufig erst nach dem Bruch eines Knochens erkannt, der meist im Bereich der Wirbelsäule, der Hüfte oder des Handgelenks auftritt. Wird nichts dagegen unternommen, werden die Knochen mit der Zeit so porös, dass schon beim morgendlichen Aufstehen ein Rückenwirbel brechen kann. In diesem fortgeschrittenen Stadium genügen bereits geringfügige Überlastungen – so genannte Bagatelltraumen wie: schweres Heben, einseitiges Tragen, zu abrupte Bewegungen, zum Beispiel beim Einsteigen ins Auto, Stolpern über eine Teppichkante, man bückt sich, um etwas aufzuheben, man versucht, ein klemmendes Fenster aufzureißen –, um weitere Knochenbrüche zu verursachen. Besonders anfällig sind Wirbelsäule, Oberschenkelhals und der handgelenksnahe Bereich der Speiche. Wirbelbrüche treten meist im Alter zwischen sechzig und fünfundsechzig auf, bei manchen Frauen schon Mitte fünfzig. Im Falle von Magersucht findet man solche Brüche sogar bei jungen Frauen Mitte zwanzig. Wie ich an meinem eigenen Beispiel aufzeigen möchte, wirkt sich ein osteoporotischer Wirbelbruch dramatisch auf die gesamte Lebensführung aus.

Vier Jahre vor dem Wirbelkörpereinbruch hatte ich mir beim Sturz auf eisiger Straße die Speiche der rechten Hand gebrochen. Ich wurde geröntgt und gegipst, aber keiner der beteiligten Ärzte hatte mich auf meinen schlechten Knochenstatus aufmerksam gemacht, obwohl dieser bei einem so fortgeschrittenen Stadium von Osteoporose bereits im Röntgenbild sichtbar gewesen sein muss. Osteoporosekranke gab es schon immer, aber die Krankheit war noch nicht in aller Munde, sie wurde nicht beachtet. Im Jahre 1989, nach meinem Brustwirbeleinbruch, waren die Ärzte endlich alarmiert. Die Öffentlichkeit war auf die Krankheit aufmerksam geworden, nun war alles durchschaubar und diagnostizierbar. Für manche, bei denen ein fortgeschrittenes Stadium bereits erreicht war, kam diese Entwicklung leider zu spät.

Unsere Mütter und Großmütter hielten dieses Leiden noch für ein unvermeidliches Altersschicksal. Es hieß, man müsse den »Witwenbuckel« ergeben hinnehmen. Schmerztabletten waren die einzige Hilfe. Mit Wehmut denke ich an meine arme Großmutter zurück. Oft hörte ich: »Ich habe Aspirin genommen, ich habe Togal genommen, was kann ich noch tun, dass die Schmerzen ein bisschen erträglicher werden?« Niemand konnte ihr helfen.

Heute empfehlen vor allem Gynäkologen ihren Patientinnen im Klimakterium prophylaktische Medikation mit Sexualhormonen – eine allerdings nicht unumstrittene Maßnahme. Oft werden Frauen, die gar nicht gefährdet sind, mit Östrogenen behandelt. Zu welchen Nebenwirkungen oder Spätwirkungen diese Östrogene führen, ist noch völlig unerforscht.

Auch Männer sind betroffen. Zunehmend erkranken Männer an der so genannten idiopathischen Osteoporose, die durch keinen ersichtlichen Grund verursacht wird und im Allgemeinen bei jüngeren Männern bis zum 35. Lebensjahr auftritt. Regelmäßiger Alkoholgenuss (1 Liter Bier täglich) kann bei entsprechender genetischer Veranlagung zur Osteoporose führen.

Die langzeitige Einnahme von hoch dosierten Nebennierenrindenhormonen, wie zum Beispiel Cortisonpräparaten, kann zur so genannten steroidinduzierten Osteoporose führen, die Männer und Frauen gleichermaßen trifft. Corticoide hemmen die Tätigkeit der knochenaufbauenden Osteoblasten und aktivieren in vielen Fällen die knochenabbauenden Osteoklasten.

Die Frage, ob und wie Osteoporose zu verhindern ist, vermag zurzeit niemand zu beantworten. Vor allem vorbeugende Maßnahmen helfen jedoch dabei, den Verlauf dieser Krankheit günstig zu beeinflussen.

Haben Sie bereits Osteoporose, aber noch keinen Knochenbruch erlitten, dann beginnen Sie am besten noch heute mit der entsprechenden Ernährung, mit viel Bewegung, und vor allem: Bleiben Sie zuversichtlich!

Was ich in diesem Buch als Hilfestellung bei fortgeschrittener Osteoporose anführe, ist natürlich auch zur Prophylaxe geeignet. Durch das richtige Verhalten können wir erfreulich viel dazu beitragen, die Entstehung dieser schweren Erkrankung hinauszuschieben.

Wie funktioniert der Knochen? Normalerweise erfüllen die Knochen ihre Aufgabe im Körper, ohne dass wir das spüren. Was bei Prellungen und Brüchen schmerzt, ist nicht der Knochen selbst, sondern die ihn umgebende Knochenhaut. Im Innern der Knochen existieren keine schmerzleitenden Nerven, so dass selbst schwere Erkrankungen wie die fortgeschrittene Osteoporose unbemerkt bleiben – die Krankheit wird oft erst nach einem Bruch diagnostiziert. Leider ist in diesem Stadium eine vollständige Heilung bereits auszuschließen.

Der Knochen ist kein starrer, fester Körper, sondern befindet sich in einem ständigen Auf- und Abbau. Er besteht zu 69 Prozent aus Mineralien, zu 22 Prozent aus Gerüsteiweißen und zu 9 Prozent aus Wasser. Die Knochenzellen, auch Osteozyten genannt, bestehen aus den Knochenfresszellen, den Osteoklasten, die die Knochensubstanz auflösen, und den Knochenaufbauzellen, den Osteoblasten. Das Knochengewebe ist also eine sich dauernd verändernde, kollagenhaltige (eiweißstoffhaltige) Grundsubstanz, die viele Mineralien enthält, vor allem Kalzium und Phosphat. Die Osteoklasten graben sich sozusagen bis zur Schadstelle durch, das heißt bis zu feinen Haarrissen oder Sprüngen, und bauen die verbrauchte Zellsubstanz ab. Die nachfolgenden Osteoblasten bauen daraufhin sofort wieder neue Knochensubstanz auf. Solange dieses Gleichgewicht besteht – das ist etwa vom 24. bis zum 35. Lebensjahr der Fall –, wird auf diese Weise jeder kleinste Schaden behoben.

Während der Kindheit und Jugend, etwa bis zum 24. Lebensjahr, nimmt die Knochenmasse zu: Die Osteoblasten bauen mehr auf, als die Osteoklasten abzubauen imstande sind. Während dieser Periode besteht die Möglichkeit, durch kalziumreiche Ernährung ein Depot an Kalzium im Knochen anzulegen. Nach dem 35. bis 40. Lebensjahr kehrt sich das Verhalten der Zellen um, das heißt es kommt zum Knochenabbau oder Knochenschwund.

Eine Gesprächsrunde, in der diese Zusammenhänge erörtert wurden, amüsierte sich einmal über ein Kind, das aufmerksam zugehört hatte und dann fragte: »Warum gebt ihr den Osteoklasten nicht die Krankheit zu fressen, anstelle der Knochen?« So einfach wäre auf diese Weise Knochenschwachen zu helfen!

Leider bleiben bei der Osteoporose die Fragen offen, was diese Krankheit verursacht und wie man sie verhindern kann. Wir wissen nur einiges über mögliche Risikofaktoren:

Nach der Menopause stellen die Eierstöcke die Produktion von Östrogen ein. Diese Hormonumstellung führt bei rund 25 Prozent aller Frauen zu einem Abbau von Knochensubstanz, der um das Fünf- bis Zehnfache höher ist als der normale altersbedingte Verlust.

Bestimmte Erbanlagen spielen eine Rolle. Litt die Mutter oder Großmutter an Osteoporose, so ist die Wahrscheinlichkeit einer Erkrankung sehr groß. Vor allem blonde, zartknochige, hellhäutige Menschen und Asiatinnen sind für Osteoporose anfällig. Dunkelhäutige Frauen dagegen sind weniger gefährdet, und bei schwarzen Frauen findet man diese Krankheit kaum.

Einem größeren Risiko unterliegen weiterhin Frauen mit unregelmäßigem Monatszyklus, Frauen, die durch eine gynäkologische Operation vorzeitig ins Klimakterium kamen, sowie Frauen, die kein Kind geboren haben, da Schwangerschaften die Knochenmasse vermehren. Weitere Risikofaktoren sind nervöse Magersucht, Überaktivität der Schilddrüse oder der Nebennieren, die Zufuhr kortisonhaltiger Medikamente über einen längeren Zeitraum hinweg sowie Alkohol- und Nikotinmissbrauch. Auch ein kranker oder durch langzeitige Einnahme von Abführmitteln schlecht funktionierender Darm kann zu Osteoporose führen.

Einflussreich sind ferner die Nebenschilddrüsen, die das für den Knochenstoffwechsel lebenswichtige Hormon Parathormon produzieren, das Hormon der Nebenschilddrüse.

Schließlich spielen auch bestimmte Lebens- und Ernährungsgewohnheiten eine Rolle, zum Beispiel kalziumarme Nahrung und Bewegungsmangel.

Dies alles sind Faktoren, die die Krankheit nach heutigen Erkenntnissen unter Umständen mit verursachen.

Das Wie, Warum und Weshalb der Zusammenhänge ist noch nicht geklärt. Fest steht, dass Osteoporose das Ergebnis eines langjährigen Missverhältnisses zwischen Knochenaufbau und Knochenabbau darstellt.

Folgende Anzeichen können auf Osteoporose hinweisen:

Ein Durchscheinen und Hervortreten der Adern an den Händen, ein Dünnerwerden der Haut also, weiterhin Fuß- und Wadenkrämpfe sowie Kribbeln in Armen und Beinen. Auch Gelenkschmerzen, Schlaflosigkeit, Herzklopfen und Neigung zu Allergien können Anzeichen sein.

Ein typisches Anzeichen sind chronische Rückenschmerzen, wobei Phasen mit geringen Schmerzen und Phasen mit kaum erträglichen Schmerzen, zum Beispiel bei neuen Wirbeleinbrüchen, abwechseln.

Bis heute gibt es bei fortgeschrittener Osteoporose keine lindernde oder heilende medikamentöse Behandlung. Es geht in diesem Buch daher in erster Linie darum, was wir, die Erkrankten, selber tun können.

Folgen der Osteoporose sind Veränderungen der Körperstatur durch Größenabnahme und eine allmähliche Verformung der Wirbelsäule. Ich bin seit dem Wirbeleinbruch um 6 cm kleiner geworden. Manche Osteoporose-Patientinnen erkennt man am nach vorn geneigten Kopf und dem vorgewölbten Bauch. Durch die Verkürzung des Oberkörpers kommt es zu schräg- oder querverlaufenden Hautfalten im Becken- und Bauchbereich. Diese Verformungen verursachen Rundrückenbildung und Rumpfverkürzung. Durch die veränderte Wirbelsäulenstatik werden Bänder, Gelenke und Muskeln überbelastet, was zu chronischen Schmerzen führt.

Es liegt nahe, dass dermaßen einschneidende körperliche Veränderungen auch die Art der Bekleidung beeinflussen. So heißt es auch mit jenen Folgen der Krankheit zurechtzukommen, die sich auf modische Dinge beziehen. Unserer veränderten Figur – einer Veränderung, die uns leider zum Nachteil gereicht, weil wir kleiner werden und der Oberkörper dann kürzer ist –, sind taillierte Kostüme oder eng anliegende Kleider nicht mehr angemessen. Lange Jacken, Blusen oder Pullover, wie sie die heutige Mode anbietet, sind jedoch in jedem Fall vorteilhaft.

Kurz zusammengefasst: Bei der Osteoporose kommt es zu einem Abbau der Knochenmasse, also einem Substanzverlust des Knochens, sowie einer Entkalkung der Knochen. Dies bewirkt eine erhöhte Knochenbrüchigkeit. Häufig wird diese Krankheit erst erkannt, wenn bereits Beschwerden vorliegen. Die eigentliche Erkrankung beginnt allerdings schon Jahre, bevor die Beschwerden einsetzen.

Ärztliche Hilfe?

Ich fragte den Spezialisten: »Werde ich mich nach dieser akuten Phase wieder so wohl fühlen wie früher?« Er sah mir nicht in die Augen und gab mir keine Antwort.

Eine Ärztin der physikalischen Medizin reagierte nach dem Therapiegespräch sichtlich nervös. Sie schluckte sofort einige Tabletten aus ihrem »Kalziumdöschen« und erzählte mir ihre Krankengeschichte. Bald werde sie wieder auf der Insel Ischia im heißen Sand liegen, um sich vor einem solchen Schicksalsschlag zu bewahren. Immer wenn sie mich künftig sah, hörte ich kurz darauf das Schüttelgeräusch ihres Kalziumdöschens. An der Tür zu ihrem Sprechzimmer steht: »Es gibt manche, die auf dich ihre Hoffnung setzen, enttäusche sie nicht.« Wenn ich die Ärztin konsultierte, dachte ich jedoch nicht an diesen Spruch, denn auf sie setzte ich keine Hoffnung; vielmehr kam er mir immer dann in den Sinn, wenn ich die bemühten und mitfühlenden Hände ihrer physikotherapeutischen Mitarbeiterinnen spürte, die mir Erleichterung verschafften und die in diesem Institut bis an die Grenzen ihrer Belastbarkeit ausgenutzt werden.

Nicht alle nahmen meine Krankheit so persönlich. Der Radiologe, der den Brustwirbeleinbruch feststellte, malte mir launig mein Zukunftsbild aus: »Sie kennen doch die alten Weiblein mit rechtwinkelig vorgeneigten Oberkörpern, die nur noch den Staub auf ihren Schuhen sehen. Oder die Darstellungen der Märchenhexen?« Ich kannte tatsächlich zwei solche »Weiblein«. Die eine, unsere Nachbarin, war fast achtzig, als ich sie das erste Mal sah. Die zweite war eine Laienschwester im Klosterhof. Für beide empfand ich tiefstes Mitleid.

Auf meine Frage, ob eine Operation sinnvoll sei, meinte der Radiologe heiter: »Ihre Wirbelsäule hat zweifellos auch viele Risse, da wird jeder Arzt etwas anderes empfehlen.«

Als die Untersuchungsergebnisse vorlagen und eine Sekundär-Osteoporose, das heißt eine Osteoporose als Folgeerkrankung, ausgeschlossen werden konnte, fragte ich unseren Hausarzt, zu dem ich zweimal wöchentlich zur Behandlung kam: »Wie lange wird das noch so weitergehen?«»Bis dass der Tod uns scheidet«, lautete seine Antwort. Ich kenne ihn als ernsthaften und bemühten Arzt, also nahm ich's gut gemeint hin – und hielt mich künftig fern.

Eine befreundete Internistin aus Deutschland empfahl mir eine Kalzium-Fluor-Verbindung als erfolgträchtiges, verlässliches Heilmittel, das angeblich viele Ärzte verschrieben. Ich nahm diese Tabletten mehrere Monate lang, bis ein sehr Vertrauen erweckender Arzt mir riet, sie abzusetzen. Kurz darauf stand in allen Zeitungen: Dieses Kalzium-Fluor-Medikament hilft nicht, sondern verstärkt im Gegenteil die Knochenbrüchigkeit!

Etwa fünf Monate später stand mir ein Ganzheitsarzt bei. Er baute meinen Gesundheitszustand auf und stärkte mein Vertrauen in meine Selbstheilungskräfte. Ihm bin ich heute noch sehr verbunden.

Die Osteoporose ist ein chronisches Leiden, bei der keine Aussicht auf Heilung durch medizinische Behandlungsweisen besteht. Daher ist es sicher nicht nur Gleichgültigkeit oder Inkompetenz, wenn Ärzte sich unsicher, unbehaglich und machtlos fühlen. Wir ersparen uns allerdings viele Enttäuschungen, wenn wir von vornherein wenig von ihnen erwarten.

Mit Osteoporose leben lernen

Als ich vom Wesen meiner scheinbar neuen Krankheit erfuhr, ging mir diese Nachricht buchstäblich »in die Knochen«. Ein halbes Jahr zuvor hatte ich meinen sechzigsten Geburtstag gefeiert, ohne mein Alter auch nur im Entferntesten als problematisch anzusehen.

Die Vorstellung, an porösen Knochen zu leiden, an Knochen also, von denen es heißt, dass sie ganz gewiss immer zerbrechlicher, immer durchsichtiger werden, traf mich bis ins Innerste. Die substanzielle Bedeutung der menschlichen Knochen kommt in vielen sprichwörtlichen Redensarten zum Ausdruck: »Das ging mir in die Knochen« etwa oder »Es lag mir schon lange in den Knochen«, zum Beispiel eine Wetteränderung oder eine Krankheit. Der Knochen stellt Stärke, Kraft, Unzerstörbarkeit dar. Eine schwere Arbeit wird häufig als Knochenarbeit bezeichnet. Für uns leidgeprüfte Knochenschwachen hat der Spruch: »Die alten Knochen wollen nicht mehr recht« eine betrübliche Gültigkeit.

Keine Krankheit tritt rein zufällig in Erscheinung; für jede gibt es eine oder mehrere Ursachen. Obwohl seit Jahrzehnten nach den Ursachen für Osteoporose geforscht wird, liegen noch immer keine entscheidenden Erkenntnisse vor. Ähnlich wie nicht viel über krebsauslösende Zusammenhänge bekannt ist, weiß man auch nur wenig über die Gründe für Osteoporose. Selbst wenn man alle Risikofaktoren zusammennimmt, die nach dem heutigen Wissensstand etwas mit Osteoporose zu tun haben, ergibt sich daraus kein definitives Bild über die Entstehung des Leidens. Da aber jede Heilbehandlung die Kenntnis der Krankheitsursache voraussetzt, ist eine erfolgreiche Behandlung der Osteoporose derzeit nicht möglich. Daher das Schulterzucken der Ärzte, daher die zwei- oder eigentlich eindeutigen Sprüche der Ärzte (... bis dass der Tod uns scheidet).

Diese ärztlichen Reaktionen waren für mich ein deutlicher Hinweis: Hilf dir selbst, sonst bist du verloren! Ich bin froh, das früh genug erkannt zu haben. Denn daraufhin begann ich, über vieles nachzudenken und mein Leben neu einzurichten. Mir wurde klar, dass ich mein einst solides, stabiles Skelett nicht wiederbekommen würde. Eine Heilung war ausgeschlossen. Aus diesem Grund war es mir wichtig, von Anbeginn alles daran zu setzen, den Krankheitsverlauf nicht nur nicht zu verschlimmern, sondern möglichst positiv zu beeinflussen. Der Hinweis des Orthopäden leuchtete mir denn auch sofort ein: Bewegung! Immer in Bewegung bleiben!

Da die Knochen schwach, porös sind, muss man die Muskulatur stärken, die die Knochen umhüllt. Ich stellte mir im Geiste den Versand einer kostbaren Glasvase vor. Lege ich sie, lediglich in Seidenpapier gewickelt, in einen Karton und gebe sie so auf, wird sie bereits auf dem Weg vom Postamt zum Bahnhof Sprünge bekommen. Sorglos verpackt, wird die Vase trotz des Aufklebers: »Vorsicht, Glas, zerbrechlich!« den Empfänger als Scherbenhaufen erreichen. Bette ich sie dagegen sorgfältig in viel Holzwolle und in einen entsprechend großen Karton, wird sie die Reise unversehrt überstehen.

Ähnlich ergeht es uns mit unseren Knochen. Es nützt wenig, mit einem Schildchen »Vorsicht, zerbrechliche Glasknochen!« durch die Gegend zu spazieren, da die nächstbeste Bananenschale oder Stufe uns möglicherweise zu Fall bringt. Unsere Knochen brechen wie Glas, sofern wir nicht für eine »gute Verpackung« gesorgt haben, das heißt, dass unsere Muskeln sorgfältig trainiert sind. Nur Muskeln, die auf solche Eventualitäten vorbereitet sind, werden einen Ausrutscher, ein Stolpern, einen Stoß auffangen; nur Muskeln, die rasch und richtig reagieren, können uns vor neuen Knochenbrüchen schützen.

Vom heutigen Wissensstand über die Risikofaktoren aus gesehen war mein Weg in die Krankheit vorgezeichnet. Ich war geradezu programmiert, Opfer dieser Krankheit zu werden, war für dieses Leiden sozusagen prädestiniert und habe obendrein durch meine ahnungslose Unwissenheit so ziemlich alles getan, um diese Krankheit zu fördern, und im Prinzip alles unterlassen, um ihr entgegenzutreten.

Die folgenden Risikofaktoren treffen auf mich zu:
1. Typ: helle, dünne Haut, blondes Haar, zarter Knochenbau
2. Erbliche Veranlagung
3. Genuss von Süßigkeiten ab früher Kindheit (Zucker ist ein Kalziumräuber)
4. Umgeben von Rauchern, damit bis zum 40. Lebensjahr zum passiven Rauchen gezwungen
5. Wenig Neigung zu sportlicher Betätigung
6. Unregelmäßiger Monatszyklus
7. Kalziumarme Ernährung ab dem 17. Lebensjahr
8. Einnahme von abführenden Mitteln über einen Zeitraum von zwanzig Jahren
9. Amalgamfüllungen in den Zähnen
10. Späte Schwangerschaft (neununddreißigjährig) mit folgendem (zu frühem) Beginn des Klimakteriums
11. Sitzende Beschäftigung während des gesamten bisherigen Lebens
12. Bewegungsmangel

Die Würde des Menschen ist in seiner Eigenverantwortlichkeit und der Ehrfurcht vor allem Leben begründet. Obwohl davon zutiefst überzeugt, war ich meinem Leben, meiner Gesundheit gegenüber unverantwortlich nachlässig. Meine Hauptsünden waren: Bewegungsmangel, langjährige falsche Ernährung und immer wieder Raubbau an den mir zur Verfügung stehenden Kräften. Im Allgemeinen neigen wir alle dazu, für Mängel, Unangenehmes oder Beschwerliches Schuldzuweisungen auszuteilen und Sündenböcke zu suchen – so auch bei Erkrankungen. Bei primitiven Völkern waren es früher böse Dämonen und Geister, heute sind es bei uns die Ausländer, die Minderheiten, die Politiker, die Viren und Bazillen, denen wir Schuld an allen Misslichkeiten geben. Jedenfalls sind immer die anderen die Bösen. Haben wir mit Krankheiten zu tun, klammern wir uns an das Können der Ärzte, an die Wirksamkeit der Medikamente, an Wundermittel, an die Wissenschaft und an die neuesten Forschungen. Sie alle werden und müssen helfen, sollen uns von unseren Leiden befreien.

Bleibt die Heilung aus, verurteilen wir Ärzte, Apotheker, die Wissenschaft oder die äußeren Umstände. Immer machen uns die »unverschuldeten Unglücksfälle«, wie Johann Nestroy es so köstlich formuliert hat, zu schaffen. Mit uns, mit unseren Mängeln und Schwächen hat das Ganze nichts zu tun.

So führt unser Irrweg durch Misserfolge, Schicksalsschläge und Unglücksfälle, bis wir schließlich »JA« sagen zu unserer eigenen Verantwortlichkeit. »Das Schicksal will etwas von dir, wenn es dich durch Leid und Leiden führt«, sagt Bô Yin Râ, der große deutsche Esoteriker.

Es ist immer einfacher, andere zu korrigieren und bessern zu wollen, statt sich selbst. Allzu viel in uns bleibt unbewältigt, weil es verleugnet oder verdrängt und daher unbewusst ist. Um uns besser kennen zu lernen, um mehr über uns zu erfahren, sollten wir uns einmal diskret umhorchen: Was sagt die Familie, was sagen wahre Freundinnen und Freunde über uns, wie sehen sie uns, wie werden wir von ihnen beurteilt? Wir sollten uns einmal auf den »heißen Stuhl« setzen und die, die es gut mit uns meinen, anhören, uns von ihnen sagen lassen, was ihnen an uns nicht gefällt, wo wir versagen, welche Schwächen wir besonders »kultivieren«.

Krankheit und Leid sind immer auch eine Mahnung, ein Aufruf innezuhalten, nachzudenken, Selbstkritik zu üben, um dann vielleicht zu neuen Ufern aufzubrechen. Wie ein Strauch sich am jungen Holz erneuert, können auch wir erstarrte und verholzte Strukturen abzuschneiden versuchen, wenn wir diesen Appell ernst nehmen und verstehen.

Ich gehöre zu den Menschen, die körperliche Leiden schnell vergessen. Ganz bestimmt habe ich leise Hinweise, zarte Mahnungen, die als Vorboten von Krankheiten auftreten, überhört oder gar nicht beachtet. Die vom Schicksal geforderte »Nabelschau« bedurfte offenbar eines sehr lauten, sehr eindringlichen, sehr schmerzhaften Pochens an die Seelenpforte. Nun habe ich in einem solchen Ausmaß Zeit zur Selbstbesinnung, das ich mir früher nie genommen und nie zugestanden hätte.

Für niemanden ist ein Tag wie der andere. Wir alle empfinden ein ständiges Auf und Ab an Empfindungen, Reizen und Gefühlen. Das ist normal. Doch wie unsere Freuden kommen und gehen, so tun es auch unsere Leiden. Wir sind weder immer leidende Opfer, noch stehen wir allzeit auf der Gewinnerseite. Immer wandern wir zwischen Gegensätzen – sind Weh-Frohmenschen, wie es in der babylonischen Mythologie heißt. Was wir anstreben sollten, ist Gelassenheit, gelassenes Hinnehmen und Vertrauen, dass das uns von Gott zugedachte Weh in erträglichen Grenzen bleiben wird.

Mein Mann sagte gleich zu Beginn meiner Selbsttherapie: »Schreib auf, was du tust und wie du dich fühlst, du hilfst damit auch anderen.« Doch meine Notizen blieben unvollständig. An der Schreibmaschine zu sitzen, war schon nach kurzer Zeit sehr schmerzhaft. Zudem sind mir Pinsel und Farbe vertrauter als Feder und Tinte, und so blieb ich lieber an der Staffelei.

In den Sommerferien kam unser Sohn David nach Hause, der in einer anderen Stadt Physik studierte. Bei einem Spaziergang erzählte ich ihm, dass ich von Leidensgefährtinnen oder deren Angehörigen immer wieder gebeten werde niederzuschreiben, wie ich mit der Krankheit zurechtkomme. Wieder daheim, stellte mir David leihweise seinen schmucken Laptop in mein Zimmer – als Aufforderung zu schreiben!

Verglichen mit dem Tippen an der Schreibmaschine ist die Arbeit am Computer tatsächlich eine große Erleichterung. Die Hände können aufgestützt werden, die Korrekturen lassen sich einfach und zeitsparend ausführen, es muss kein Papier eingespannt werden, man sitzt aufrecht und das schmerzhafte Vorbeugen fällt weg. Allerdings ist der Computer, solange man ihn nicht beherrscht, »ein Ding mit tausend Teufeln«, wie ich nach ersten »Absturz«-Erfahrungen stöhnte. Andererseits birgt er auch ungeahnte Möglichkeiten und ist in gewisser Weise faszinierend. Da die Jugend in der Familie, Sohn David und Neffe Klaus, meine Computer-Bemühungen mit rührender Geduld unterstützten, wurde diese Art zu schreiben für mich zu einem aufregenden Abenteuer.

Eine schwere Krankheit ist erst einmal ein Schock, den man überwinden muss. Wenn ich an die Zeit der unerträglichen Schmerzen zurück denke, bin ich darüber erstaunt, wie schnell ich meine Lage akzeptierte. Kaum ging es mir etwas besser, war ich voller Vertrauen in meine inneren Kräfte und voller Zuversicht wieder zurechtzukommen. Eigentlich empfand ich meine Krankheit sehr bald als Aufforderung, mein Leben neu zu überdenken. Die Grenzen, die mir jetzt gesteckt sind, empfinde ich nicht unbedingt als bedrückend. Ich bin ein Mensch, der Zurückgezogenheit liebt und Ruhe braucht.

Der weitgehende Verzicht auf äußere Aktivitäten ist für mich also kein besonderer Verlust. Manches, das mich viel Kraft und mitunter auch Überwindung gekostet hat, fällt weg. Ich denke dabei an die vielen Besuche, die manchmal zu Heimsuchungen wurden, oder die unvermeidlichen gesellschaftlichen Verpflichtungen und Ähnliches mehr.

Ich begann zu lesen und informierte mich gründlich über diese Krankheit. Dabei machte ich die gleiche Erfahrung wie schon viele vor mir: Die Sache, für die man sich brennend interessiert, ist plötzlich in aller Munde. Der Begriff »Osteoporose« wurde praktisch über Nacht populär. In jeder Zeitung, in Illustrierten, im Fernsehen und im Radio – immer und überall tauchte dieses verhängnisvolle Wort auf. Es gab Hinweise auf neueste Forschungsergebnisse, auf diverse Statistiken und auf einschlägige Literatur, die ich mir sofort beschaffte. Eine Bekannte, die von meinem Leiden wusste, vermittelte mir über das deutsche Fernsehen den Kontakt zu einer Selbsthilfegruppe.

Alle Auskünfte und Ratschläge gipfelten letztlich in einem einzigen Satz: Alles, was man tun kann und was zu tun ist, musst du selber tun. Dass es überhaupt möglich ist, selbst erfolgreich etwas gegen diese Krankheit zu tun, sollte uns mit Dankbarkeit erfüllen.

Immer wieder dachte ich an Nela, die zwanzigjährige Tochter einer befreundeten Künstlerfamilie, die an Blutkrebs erkrankt war. Sie schuf während ihrer einsamen Todeskrankheit ergreifende, zeitlose, archetypische Bilder eines Initiations-Weges. Bis zum letzten Atemzug malte sie, einen höchsten Auftrag erfüllend. Diese Frühvollendete lebte und erlitt im blühenden Morgen ihres Daseins ihr qualvolles Sterben. Nela schrieb in ihr Tagebuch: »Es dauert alles nur ganz kurze Zeit, dies präge ich mir ein.« Sie bleibt mir unvergesslich.

Osteoporose ist eine moralische Herausforderung, den Heilungsprozess durch eigene Kraft voranzutreiben. Unser Bemühen muss lauten, den Knochen wieder zu beleben, indem wir die Muskeln trainieren und ihm auf diese Weise signalisieren, dass er wieder aktiv werden soll. Die Blutgefäße der Knochen müssen ebenso stimuliert werden, wie Infarktkranke das mit ihrem Herzmuskel tun, damit dieser sich wieder regenerieren kann. Die Osteoblasten müssen wieder am Knochenaufbau arbeiten.

Was wir tun müssen, um dies zu erreichen und mit dieser Krankheit zurechtzukommen, lässt sich in fünf Punkte gliedern:

1. Richtiges Verhalten im Alltag
2. Bewegung im Freien
3. Isometrische Übungen
4. Richtige Ernährung
5. Richtige geistige Einstellung

Verhalten im Alltag

Gerade bei ganz alltäglichen Bewegungsabläufen sind bestimmte Dinge zu beachten, um Schmerzen und körperliche Probleme zu vermeiden.

Am Morgen beginnen wir den Tag mit richtigem Aufstehen:
Zur Seite rollen, Beine so anwinkeln, dass Knie und Unterschenkel außerhalb des Bettes sind, dann in den Hüften drehen und mit Hilfe der aufgestützten Arme aufrichten.

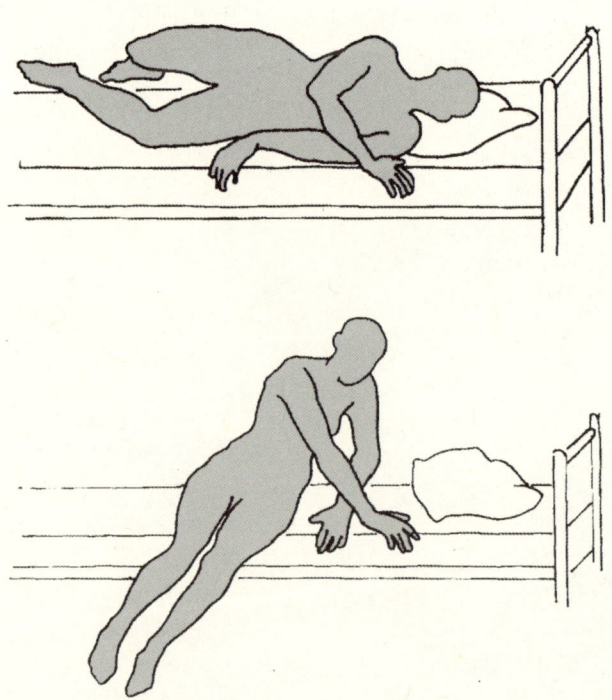

Richtiges Hinsetzen und Aufstehen:
Nie in den Stuhl fallen lassen, sondern in die Knie gehen und den
Oberkörper abstützen.

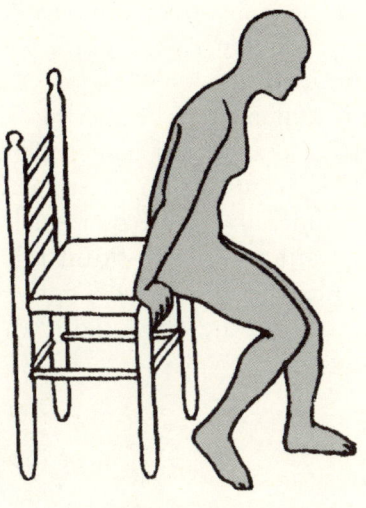

Richtiges Sitzen:

Niedrige Sessel meiden! Je tiefer Sie sitzen, desto höher müssen Sie den Körper anheben, um wieder zu stehen.

Sitzgelegenheiten sollten Armlehnen haben, damit wir uns beim Hinsetzen und Aufstehen abstützen können. Außerdem setzt eine spürbare Entlastung für den Rücken ein, wenn die Unterarme seitlich aufliegen können.

Die Sitzhöhe so einstellen, dass bei herunterhängenden Armen die angewinkelten Unterarme auf einer Höhe mit der Tischfläche sind. Dies lässt sich mit einem oder mehreren Kissen leicht bewerkstelligen. Gerade sitzen, nie den Rücken krümmen!

Bei Schreibarbeiten auf jeden Fall Stuhl mit aufrechter Lehne benutzen. Zwischendurch immer wieder aufstehen, einige Schritte machen, sich strecken, um die Muskulatur zu entspannen.

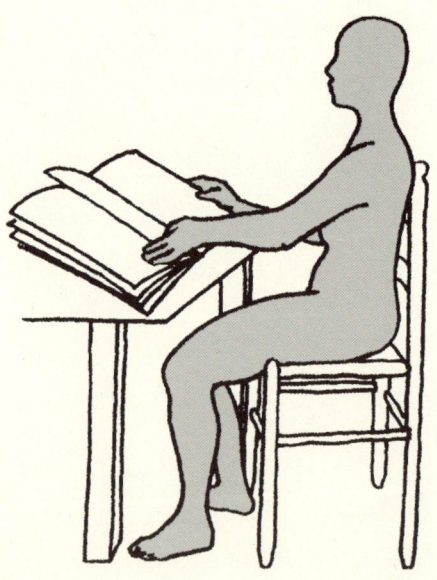

Richtiges Stehen bei Küchenarbeiten:
Der Arbeitsplatz in der Küche muss (eventuell mit Klötzchen)
so weit erhöht werden, dass Sie sich nicht vornüberbeugen müssen.
Aufrechtstehen bei allen Arbeiten ist besonders wichtig! Knie
nicht durchdrücken!

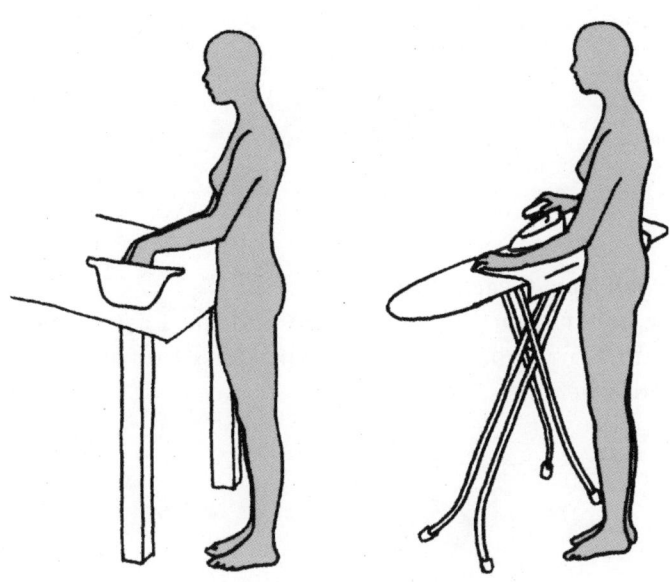

Richtiges Bücken:
Sich nicht hinunterbeugen, sondern in die Knie gehen.

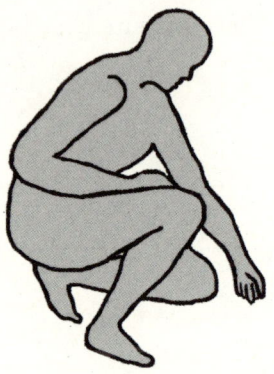

Richtiges Heben von Gegenständen:
In die Hocke gehen, den Rücken gerade und die Last so nahe wie möglich am Körper halten und sich mit der Kraft der Beine aufrichten und erheben.

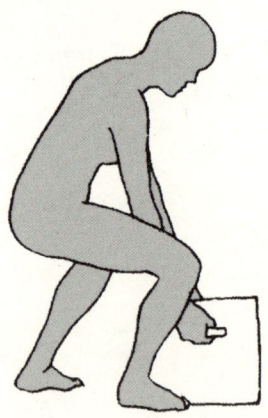

Richtiges Tragen:
Lässt es sich nicht vermeiden, etwas Schweres zu tragen, sollen die Lasten gleichmäßig auf beide Arme verteilt werden. Schwere Blumenvasen, Kannen oder Ähnliches mit beiden Händen und fest an den Körper gedrückten Ellbogen tragen!
Diese Verhaltens- und Bewegungsweisen waren für mich anfangs beschwerlich und ungewohnt. Die Beinmuskeln rebellierten. Muskelkater waren an der Tagesordnung. Es schmerzten die Knie und besonders die Hüftgelenke, oft hatte ich Angst, nicht mehr hochzukommen. Aber ich gab nicht auf. Von Woche zu Woche wurde es besser, und nach etwa zwei Monaten hatte ich es geschafft. Heute schmerzen Gelenke und Muskeln nicht mehr, und ich bin beweglicher als je zuvor. Durch eifriges Training bildet sich so genannte Gelenkschmiere. Man kann das vergleichen mit dem Ölen einer verrosteten Maschine, die nach dem Ölen nicht mehr »quietscht«.

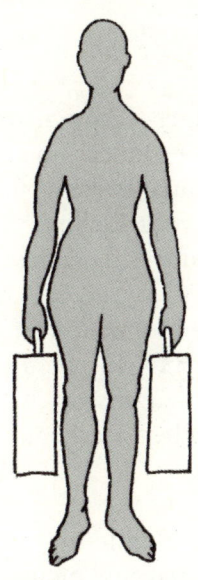

Sehr temperamentvolle Menschen, denen rasche, unkontrollierte, so genannte »schusselige« Bewegungen angeboren sind, müssen sich zusammennehmen und sich bemühen, ruhiger und gelassener zu werden. Wenn ich mich sehr wohl fühle, vergesse ich mich oft und ertappe mich bei zu raschen, zu unüberlegten Bewegungen. Rückenschmerzen mahnen mich und bringen mich zur Vernunft.

Die Tage der Eile und Ungeduld, so schärfe ich mir ein, sind vorbei! (Hoffentlich!) Ebenso wie wir uns über unsere Taten und Worte Rechenschaft ablegen oder ablegen sollten, gilt es nun auch, alle Bewegungsabläufe zu kontrollieren und immer wieder zu korrigieren.

Unbedingt zu vermeiden sind:
- Fahrrad- oder Autofahren auf unebenen, holperigen Straßen (das Holpern und Rütteln wirkt direkt auf die Wirbelsäule ein! Als Beifahrerin in solchen Fällen mit beiden Händen am Sitz abstützen!)
- »hartes« Schuhwerk, hohe Absätze, steinige Wege, Schotter- und Pflasterstraßen
- unbedachtes Gehen über Treppen und Stufen, Wandern auf steilen Wanderwegen, besonders im abschüssigen Gelände! (Jedes Stolpern, ein unkontrolliertes Ausrutschen, ein plötzlicher Ruck können Brüche verursachen)
- einseitige Belastungen durch Tragen von Einkaufstaschen (Wochenendeinkauf!)
- die Einnahme von Medikamenten mit betäubender Wirkung (sie verhindern die für uns so wichtige Kontrolle unseres bewusst vorsichtigen Verhaltens im Alltag.)
- krumme Sitzhaltung, Hinunterbeugen, Vorwärtslehnen beim Ziehen oder Heben

Diese etwas rigoros anmutenden Verhaltensregeln dürfen uns nicht entmutigen. Sie dürfen uns nicht dazu verleiten, träge und bequem zu werden oder gar die Flinte ins Korn zu werfen. Ganz im Gegenteil! Sie helfen uns, wieder ein halbwegs normales Leben zu führen, und vor allen Dingen: Kontrollierte Bewegungen stimulieren die Aktivität der knochenbildenden Zellen.

Als ich einen Orthopäden konsultierte, sagte er mir ganz offen: »Wenn Sie Ihrer Schmerzen wegen im Bett bleiben oder sich ruhig verhalten, sind Sie verloren.«

Derartige harte Aussprüche merkt man sich, sie sind hilfreich. Nur durch ständige Aktivitäten können wir Schmerzen in erträglichen Grenzen halten, Schlimmeres vermeiden und entscheidend zur Stärkung unseres Skeletts beitragen.

Dazu gehören längere, flotte Spaziergänge (möglichst zweimal täglich), Wanderungen und Radfahren. Ich habe mir einen Heimtrainer angeschafft und radle zu Hause bei offenem Fenster oder bei guter Witterung auf der Terrasse.

Achten Sie auch auf bequeme Kleidung! Vermeiden Sie einengende Kleidung, Gürtel und Wäsche-Gummizüge.

Zur Stärkung der Bauch- und Rückenmuskulatur sind regelmäßiges Schwimmen, am besten Rückenschwimmen, oder leichte Wassergymnastik in temperiertem Wasser zu empfehlen.

Bewegung im Freien

Wie sehr uns Menschen der Bewegungstrieb angeboren ist, lässt sich an Kindern beobachten: Stillsitzen ist für sie eine Qual. Ebenso sollten auch wir uns angewöhnen, mindestens einmal am Tag eine Stunde im Freien spazieren zu gehen, gerade wenn wir in der Stadt wohnen.

Nun ist allein das Gehen und Bewegen der Beine zwar besser als nichts, aber letztlich doch zu wenig, weil möglichst viele Teile des Körpers in Aktion sein sollten. Achten Sie beim Spaziergang darauf, den Körper möglichst gerade zu halten und nichts zu tragen, damit die Arme frei schwingen können.

Jeder Körperteil, ob Gelenk oder Muskel, muss sich anspannen und entspannen lassen. Ist unser Körper an Bewegung gewöhnt, gelingt dies ohne Anstrengung. Rasches Ermüden dagegen weist darauf hin, dass das nötige Training noch fehlt. Wenn wir jedoch unsere Übungen, unsere Spaziergänge täglich, Monat für Monat und Jahr für Jahr wiederholen, dann wird sich unser Körper dankbar zeigen und wird gelenkig und geschmeidig werden.

Obwohl das Radfahren eine sehr gesunde Art der Bewegung im Freien ist, darf es nur jenen Leidensgenossinnen geraten werden, die sich auf dem Rad ganz sicher fühlen und Gelegenheit haben, schwach frequentierte Radwege zu benützen. Ein Sturz vom Rad kann für Osteoporose-Kranke üble Folgen haben.

Ist das Radfahren im Freien für uns zu risikoreich, dann satteln wir um auf den Heimtrainer und fahren zu Hause bei offenem Fenster, und zwar täglich mehrere Kilometer. Zwischendurch bewegen wir die Arme und kreisen die Schultern, damit der ganze Körper in Bewegung ist.

Bei der Bewegung im Freien ist immer darauf zu achten, dass nicht allein der Körper, sondern auch die Seele »bewegt« wird. Wir brauchen auf unseren Spaziergängen auch »Seelennahrung«. Auch wenn heutzutage in Stadtnähe nur noch wenig freie Natur zu finden ist, gibt es Parks, Flusspromenaden, kleine Waldstücke oder Teiche.

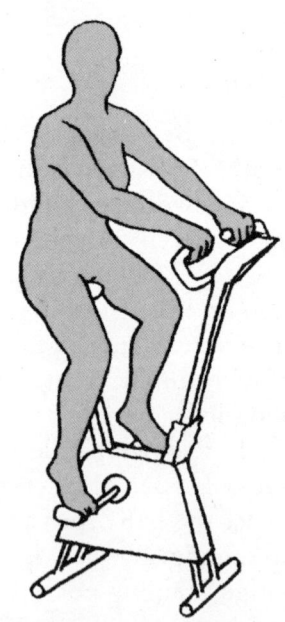

Alles, was wir schön finden, was unser Auge erfreut, ist ein Stückchen Seelennahrung. Eine Freundin beispielsweise, die früh zur Witwe geworden ist, hat sich den Friedhof zu ihrem Park erkoren, dort findet sie Erholung und Entspannung. Manche große Friedhöfe haben gottlob noch das Flair eines Parks.

In früheren Zeiten hatte man gleichzeitig mit der Bewegung im Freien auch die Wohltat der reinen Luft. Mittlerweile ist die »reine Luft« leider zu einem sehr traurigen Kapitel geworden, wie Luftqualitätskontrollen und Ozonbelastungstabellen (welch schreckliche Worte!) zeigen. Von gesunder Luft kann heute bestenfalls noch am Meeresstrand, im Hochwald oder auf Almböden die Rede sein.

Ich wohne am Rande einer Stadt »im Grünen« und leide trotzdem fast täglich unter riechbar schlechter Luft. Ein Spaziergang im Wald, nach einem Regentag etwa, kann den lange entbehrten »Luftsegen« noch vermitteln. Die Waldluft ist mitunter auffallend frisch und würzig und weckt Erinnerungen an längst vergangene Kindheitstage. An solch seltenen Tagen, an denen die Luft frisch und rein ist, sollten wir öfter stehen bleiben, um tief aus- und einzuatmen. Durch tiefes Atmen werden nicht nur die Lungen gestärkt und das Blut gereinigt, auch die Seele atmet auf.

In Bewegung bleiben

Isometrische Übungen

Die körperliche Leistungsfähigkeit nimmt mit dem Alter rasch ab, bei Frauen übrigens stärker als bei Männern. Im seelisch-geistigen Bereich dagegen sind Frauen widerstandsfähiger, außerdem sind sie geschickter, also senso-motorisch beweglicher. Alle Frauen wissen, dass Kalenderalter und biologisches Alter zweierlei sind. Wie alt man sich fühlt, so alt ist man auch. Fast allen Frauen über fünfzig ergeht es bei Klassen- oder Matura-treffen (Abiturstreffen) ähnlich: Sie können sich nur schwer vorstellen, mit diesen »alten« Frauen gemeinsam die Schulbank gedrückt zu haben. Dies liegt zum einen daran, dass wir uns selbst nicht so leicht einschätzen können, und zum anderen nehmen wir unser eigentliches Alter offenbar nicht zur Kenntnis.

Für uns Osteoporose-Kranke gilt: Wir müssen diese Herausforderung mit allen seelisch-geistigen und allen verbliebenen physischen Kräften annehmen, und zwar ohne Rücksicht auf unser Kalenderalter.

Die isometrischen Übungen verlangen uns einiges ab. Mir verursachten sie wochenlang große Schmerzen, und ich habe sie oft unter Tränen ausgeführt. Belastend fand ich vor allem, dass ich nicht unterscheiden konnte, was genau schmerzte. Waren es die Muskeln, die Bänder, die Gelenke oder waren womöglich weitere Wirbel eingebrochen?

Ich hörte die widersprüchlichsten Ansichten: Aufhören! Weitermachen! Das eine kannst du machen, das andere nicht! Pausieren! Und so fort. Niemand war erfahren genug, um das Richtige zu sagen, und keiner wollte falsche Ratschläge riskieren.

Haben Sie einen erfahrenen Arzt oder eine Krankengymnastin, dann rückversichern Sie sich bitte, ob alle Übungen für Sie geeignet sind. Nach Hüftgelenksoperationen zum Beispiel wird man Übungen vermeiden, die belastend auf das Gelenk wirken.

Ich hatte nur die Alternative, mich entweder aufzugeben oder ALLES zu versuchen, um eine Besserung meines Zustandes zu erreichen.

Die Übungen waren mir zugeschickt worden. Ein kompetenter Arzt hatte sie für Osteoporose-Kranke entwickelt und erprobt, und ich entschloss mich, ihm zu vertrauen. Ich habe gut daran getan. Es hat sich gelohnt!

Schließlich wurde das tägliche Üben erträglich, und heute bin ich dem Schicksal dankbar, dass ich gleich das Richtige in die Hand bekam. Inzwischen weiß ich, dass die täglichen Übungen unverzichtbar sind, auch wenn sie vorerst unbequem und beschwerlich erscheinen. Durch sie hat mein Körper viel an Beweglichkeit und Stabilität zurück erlangt. Die Übungen festigten und trainierten die Muskeln, die nun vor allem den Körper tragen und der Wirbelsäule Halt geben.

Durch isometrische Übungen werden außerdem:
a) die Knochenzellen stimuliert, ihre Arbeit wieder aufzunehmen,
b) die Gefäße besser durchblutet und die Aktivität der Zellen gesteigert.

Wie funktionieren Muskeln überhaupt? Die einzelnen Muskeln sind an die Knochen angesetzt und haben die Aufgabe, Kräfte auf die Knochen zu übertragen.

Manche Muskeln haben eine Bewegungsfunktion. Man nennt sie die Gliedmaßenmuskeln, weil sie die Gelenke überspannen. Andere Muskeln, die so genannten Rumpfmuskeln, dienen der Fixierung des Körpers in einer bestimmten Stellung.

Werden die Muskeln lediglich angespannt, ohne dass sie Arbeit im physikalischen Sinne leisten, spricht man von einer isometrischen Muskelanspannung, was so viel bedeutet wie gleich bleibend, ohne Längenveränderung. Aus verschiedenen Gründen ist diese Art der Muskelanspannung sehr ermüdend und sollte daher nur etwa 10 Minuten lang durchgeführt werden. Fleißiges Üben steigert Beweglichkeit und Gelenkigkeit, so dass die anfangs schwierigen (muskelfordernden) Übungen sich schon bald leicht und fließend bewältigen lassen.

Das isometrische Muskeltraining wurde von Prof. Dr. med. Theodor Hettinger entwickelt. Es besteht darin, größtmögliche Muskelkraft gegen einen Widerstand einzusetzen. Aus diesem Übungsprogramm hat Prof. Dr. med. Hesch einen Ablauf von Übungen speziell für Osteoporose-Patienten zusammengestellt:

- Die einzelnen Muskelgruppen werden gegen einen Widerstand langsam, aber stetig bis zur maximal möglichen Kraftanstrengung, jedoch **niemals ruckartig** angespannt. Dabei wird die Kraft zügig gesteigert, ohne eine Bewegung durchzuführen.
- Diese Anspannung halten wir 3 – 5 Sekunden aufrecht, also etwa zwei tiefe Atemzüge lang. Ruhiges und gleichmäßiges **Weiteratmen ist wichtig**; daher den Atem während der Anspannung nie anhalten.
- Nun die **Spannung sanft lösen** und Muskeln lockern.
- Nach jeder Übung entspannen wir uns einige Sekunden lang.

Mit dem Training beginnen wir am besten morgens im Bett! Zuerst dehnen und strecken wir uns in alle Richtungen!

Streckübungen im Bett:

1. Gestreckt auf den Rücken legen und die Fersen vom Körper wegdrücken und die Zehen in Richtung des Körpers ziehen.

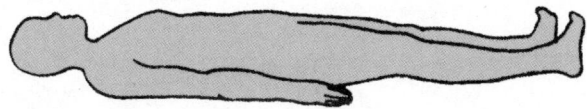

2. Bei gestreckten Beinen einen Fuß auf den anderen legen und mit dem oberen Fuß nach unten und mit dem unteren Fuß nach oben drücken.

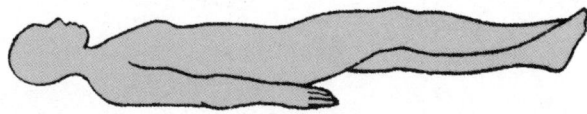

3. Die gleiche Übung umgekehrt nach Fußwechsel.

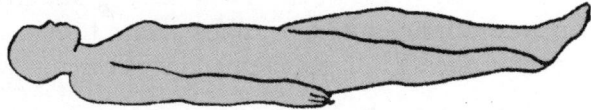

Übungen für die Arme:

4. Die Fäuste jeweils rechts und links hinter dem Kopf mit aller Kraft gegen das Bettende drücken.

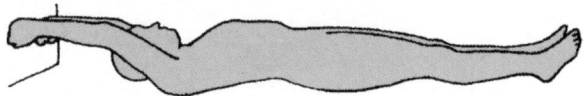

5. Die Arme seitlich ausstrecken und mit aller Kraft die ausgebreiteten Arme gegen die Bettunterlage drücken.

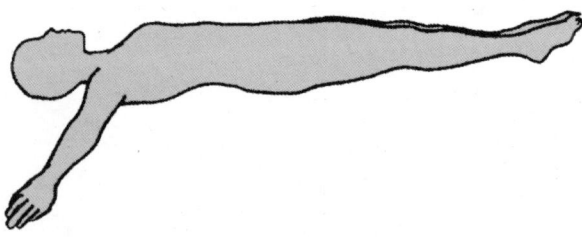

6. In Rückenlage das leicht angewinkelte linke Bein so weit wie möglich senkrecht nach oben heben. Den gestreckten rechten Arm an die Innenseite des linken Knies führen und Bein und Arm mit aller Kraft gegeneinander pressen.

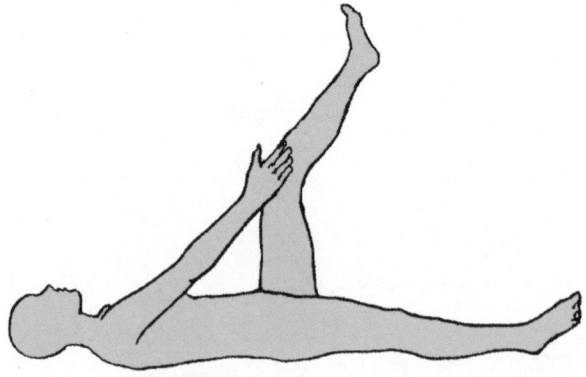

7. Das Bein wechseln. Das rechte Bein wird senkrecht erhoben, und die linke Hand drückt an die Innenseite des rechten Knies, wieder mit maximaler Kraft.

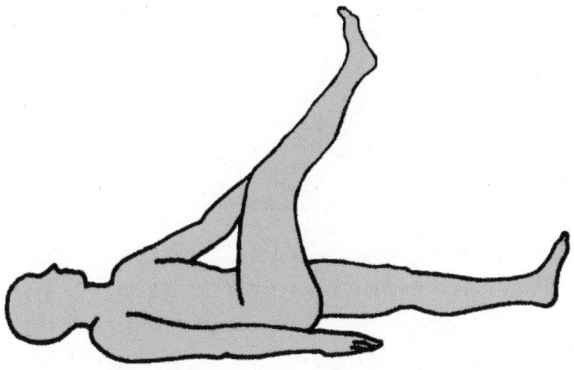

8. Bei angezogenen Beinen den Bauch so weit es geht mit großer Kraft einziehen.

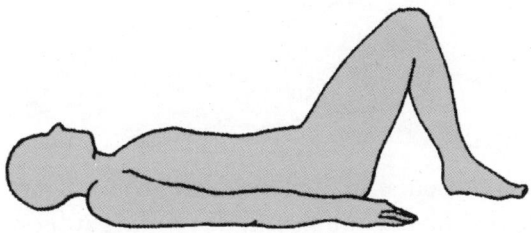

9. Bei aufgestellten Beinen versuchen, den Rumpf möglichst hoch zu drücken, also eine Brücke bauen.

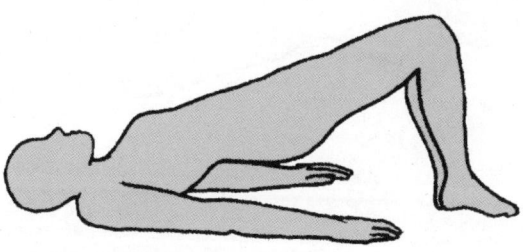

10. Beide Beine an den Leib ziehen, mit beiden Armen festhalten und die Beine mit aller Macht von sich wegdrücken.

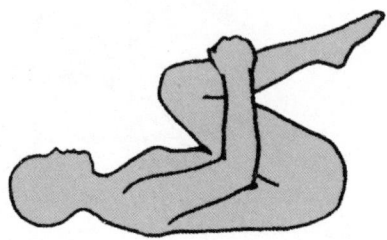

11. Die angezogenen Beine werden, wenn möglich, nach links auf die Unterlage gedrückt, währenddessen die rechte Schulter und den aufgestützten Arm nach rechts auf die Unterlage pressen. Der Kopf wird nach rechts gedreht.

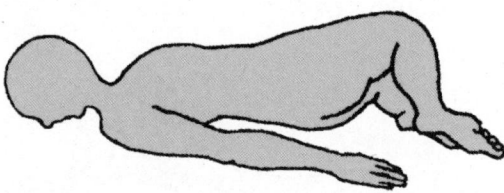

12. Die Seite wechseln und die Beine mit großer Kraft nach rechts drücken, die linke Schulter und den linken aufgestützten Arm gegen die Unterlage pressen. Der Kopf wird nach links gedreht.

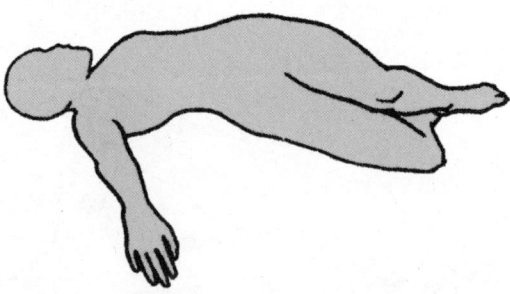

13. Die angezogenen Beine nach links auf die Unterlage drücken, während der rechte Arm mit flacher Hand gegen die obere Bettkante drückt.

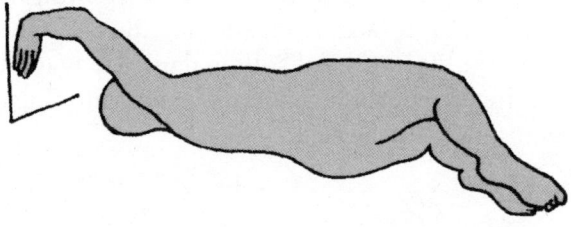

14. Die Seite wechseln und die gleiche Übung entgegengesetzt durchführen.

15. Aufsetzen und die gestreckten Arme rechts und links kräftig aufstützen, dabei kann sich der Körper leicht erheben. Brust dabei herausschieben, damit der Rücken gerade wird.

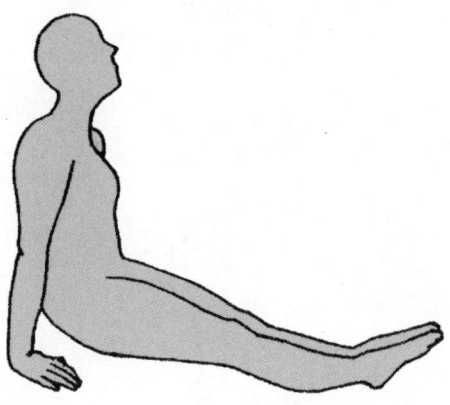

Übungen im Stehen:

16. Hinstellen, die Arme nach oben strecken und die Handinnenflächen mit aller Kraft zusammenpressen. Dabei auf eine gerade Körperhaltung achten! Als Hilfestellung können Sie diese Übung an der Wand stehend ausführen. (Gesäß, Brustwirbelsäule und Hinterkopf sollten dann die Wand berühren.) Diese Übung wiederholen wir mehrmals am Tag, zum Beispiel nach längerem Sitzen.

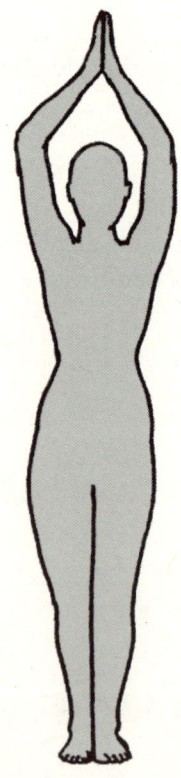

17. Die gebeugten Arme in Schulterhöhe heben und die Fingerspitzen beider Hände mit großer Kraft gegeneinander pressen.

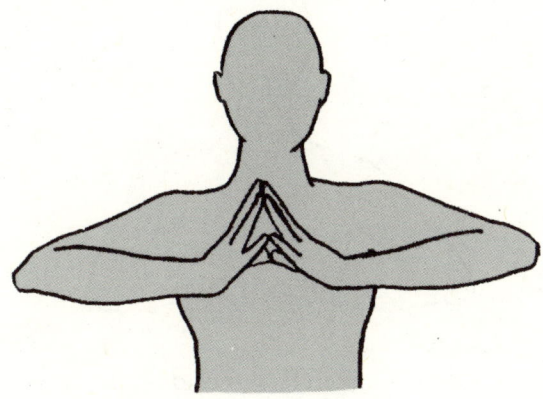

18. Die Handinnenflächen so fest wie möglich gegeneinander
pressen, wie vorher die Fingerspitzen.

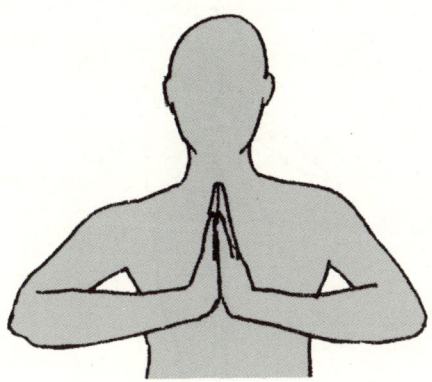

19. Die Handgelenke fassen und versuchen, sie auseinander zu ziehen.

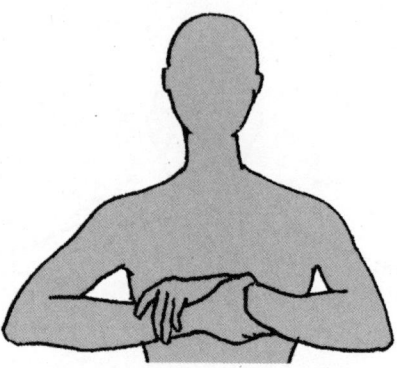

20. Hände hinter dem Rücken fassen und mit festgehaltenen Händen die Arme mit aller Kraft aufwärts ziehen. Dabei gerade stehen bleiben.

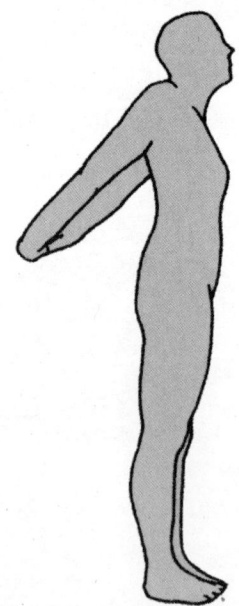

21. Beide Hände von hinten gegen den oberen Beckenrand legen und die Arme wieder kräftig nach innen pressen.

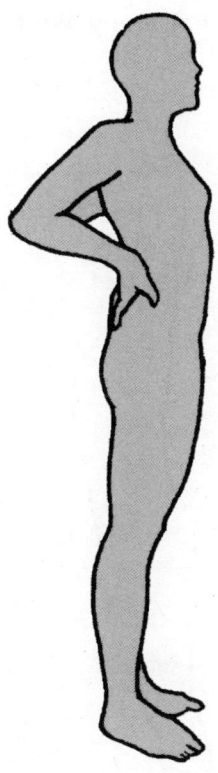

22. Beide Hände hinter dem Kopf fassen und versuchen, gegen die Kraft des Kopfes mit den Händen nach vorne zu drücken, während der Kopf Widerstand leistet.
Der Kopf ist dabei gerade, wenn Sie die Kinnspitze leicht an die Kehle ziehen (kleines Doppelkinn).

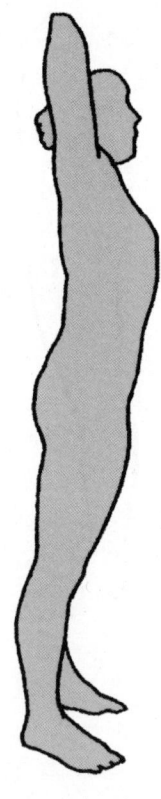

23. Eine flache Hand mit Druck an die Schläfe legen, während der Kopf dagegen drückt.
Der Kopf ist dabei gerade, wenn Sie die Kinnspitze leicht an die Kehle ziehen (kleines Doppelkinn).

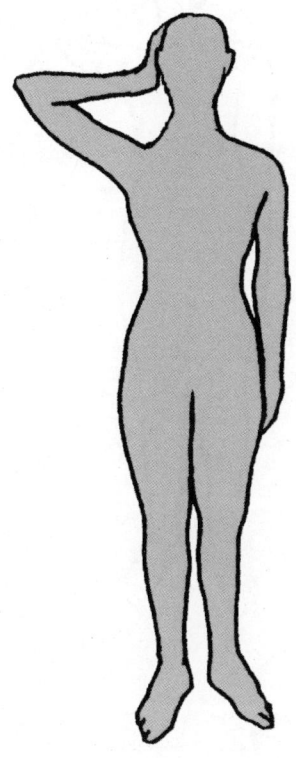

24. Die Seiten wechseln und mit der anderen Hand gegen den Kopf drücken.

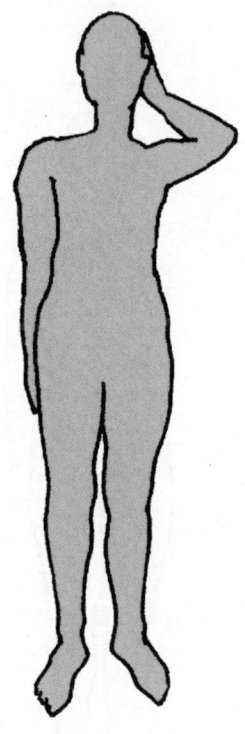

25. Mit geschlossenen Füßen stehen und den Bauch mit maximaler Kraft einziehen.

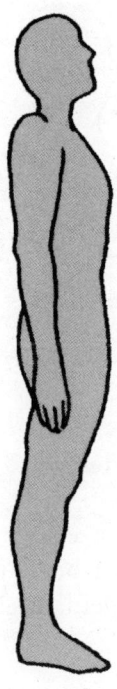

26. Bei gekreuzten Armen die Hände flach auf die Schultern legen. Danach mit dem oberen Arm kräftig gegen den unteren Arm und mit dem unteren Arm kräftig nach oben drücken.

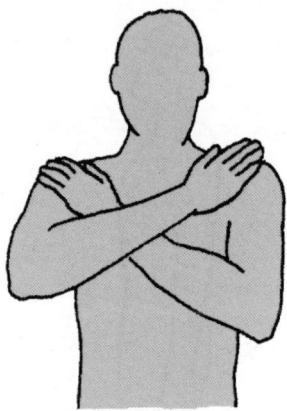

27. Arme wechseln und wieder wie zuvor beschrieben drücken.

28. Beide Arme nach vorne strecken, etwa in Schulterhöhe, sodass sich die Handflächen berühren. Jetzt mit großer Kraft beide Handflächen gegeneinander pressen.

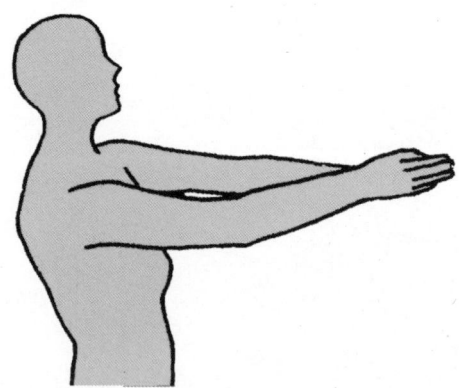

29. Die Hände auf den Rücken legen, etwa in Höhe der Nieren-
gegend. Die Handfläche der einen Hand umfasst die Faust
der anderen Hand. Jetzt beide Arme mit maximaler Kraft
gegeneinander pressen.

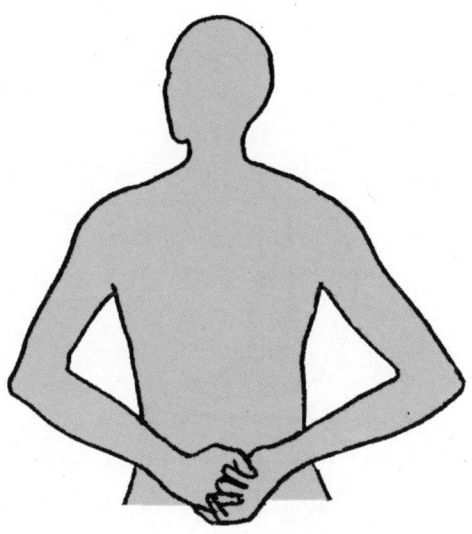

Für die nachfolgenden Übungen wird ein längs gefaltetes Handtuch benötigt:

30. Das Handtuch in Höhe der Nieren um den Rumpf legen und die Handtuchenden vor dem Körper festhalten. Die Hände versuchen nun, das Handtuch nach vorne zu ziehen, und der Körper drückt mit ganzer Kraft nach hinten.

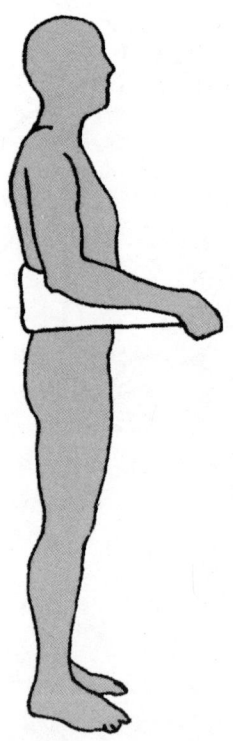

31. Das Handtuch an beiden Enden fassen und in Kopfhöhe mit
maximaler Kraft auseinander ziehen.

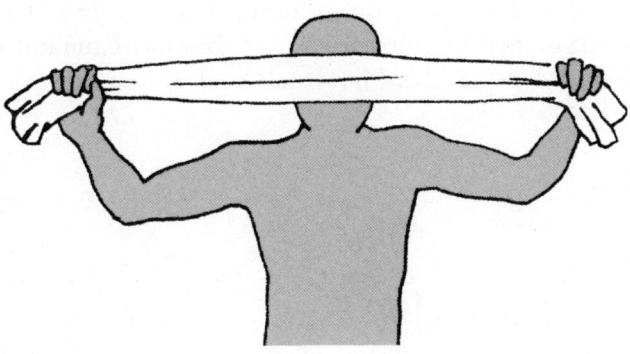

Die Übungen 32 bis 35 sollten Sie anfangs an die Wand gelehnt durchführen; so ist es leichter, das Gleichgewicht zu halten.

32. Auf einem Bein stehend das gefaltete Handtuch vorne um das angezogenen Knie des anderen Beines legen, das Handtuch mit beiden Händen festhalten und das Knie mit großem Widerstand gegen das Handtuch nach unten bewegen.

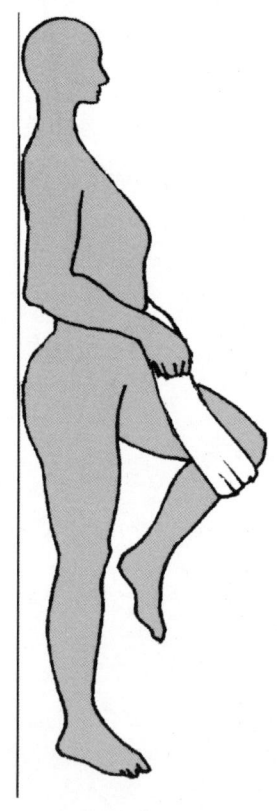

33. Auf das andere Bein wechseln.

34. Auf einem Bein stehen. Das Handtuch von unten um den an-
gehobenen Oberschenkel des anderen Beines legen. Die Hände ziehen nun das Handtuch nach oben, und der Oberschenkel versucht, mit maximaler Kraft nach unten zu drücken.

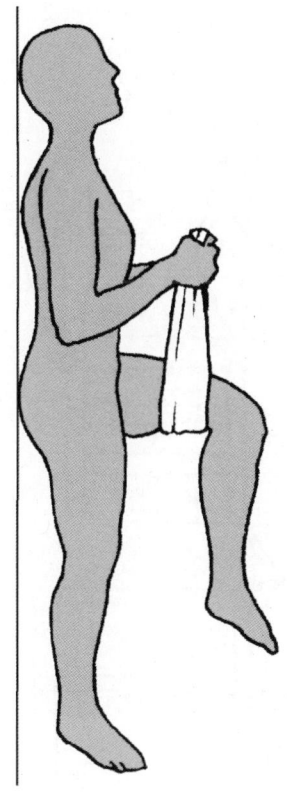

35. Auf das andere Bein wechseln.

Übungen mit Stuhl und Tisch:
36. Hinter einen Stuhl stellen und mit den Händen von beiden Seiten die Lehne mit voller Kraft zusammendrücken.

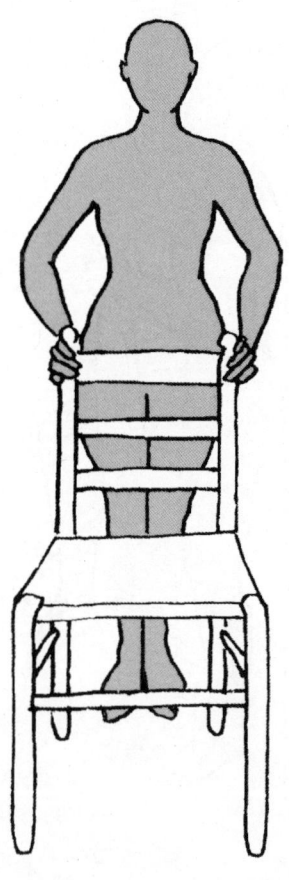

37. Vor den Tisch stellen und die gestreckten Arme nach unten auf die Tischplatte drücken.

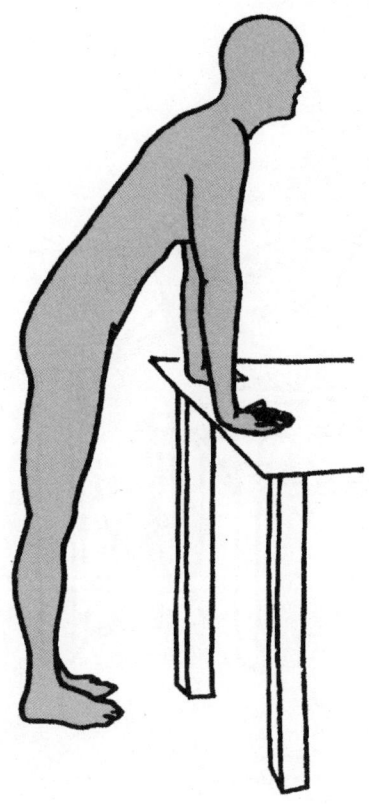

38. Vor dem Tisch Platz nehmen und mit den Handballen kräftig gegen die vordere Tischkante drücken.

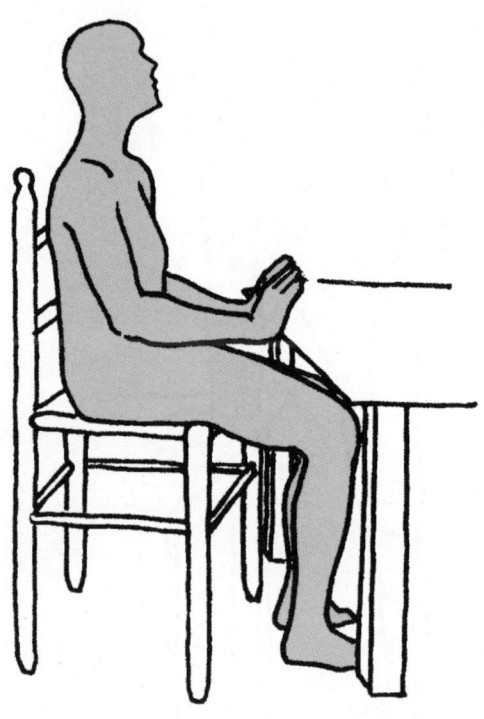

39. Die Arme ausstrecken, die flachen Hände auf den Tisch legen und mit großer Kraft auf die Tischkante nach unten drücken.

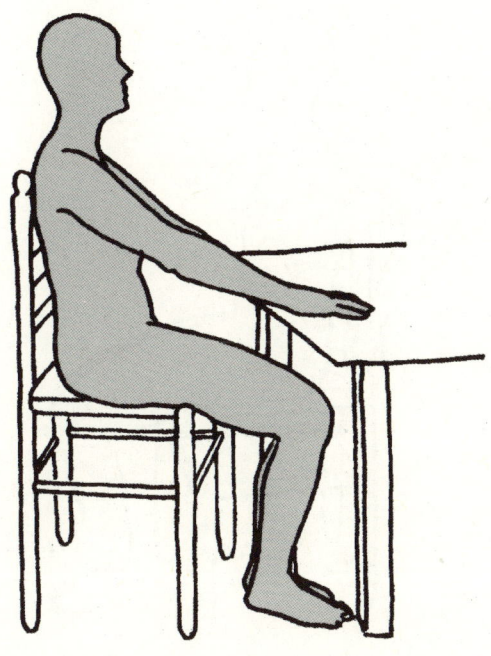

40. Mit den Händen von hinten an die Stuhllehne fassen und um-
greifen. Jetzt die Stuhllehne mit großer Kraft von hinten gegen den Oberkörper drücken.

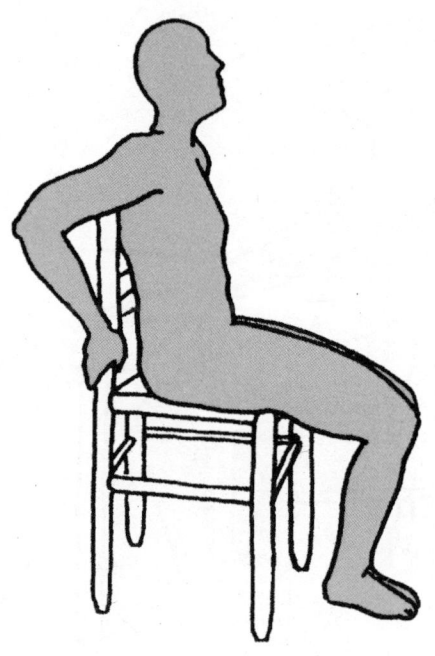

41. Mit gestreckten Armen auf den Stuhlsitz aufstützen, wobei man sich teilweise vom Sitz erheben und das Eigengewicht tragen soll. Dabei gerade sitzen, am besten nicht anlehnen.

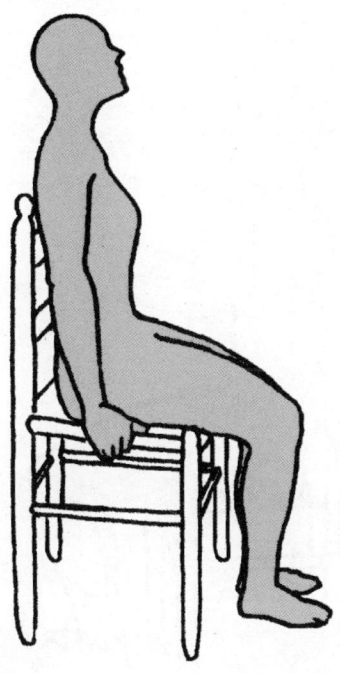

42. Die Seitenkanten des Stuhles von unten fest anfassen und versuchen, mit den gestreckten Armen von unten nach vorne zu ziehen.

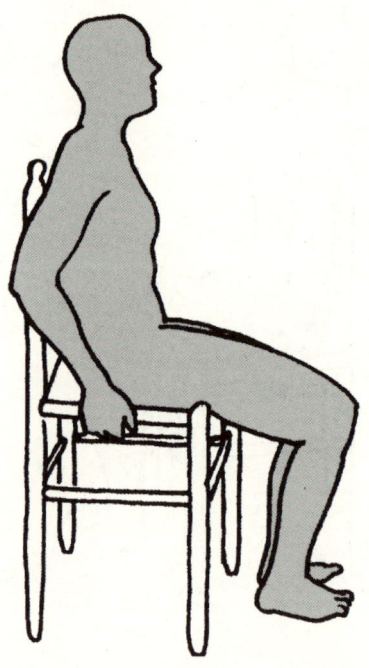

43. Die Seitenkanten nach hinten ziehen.

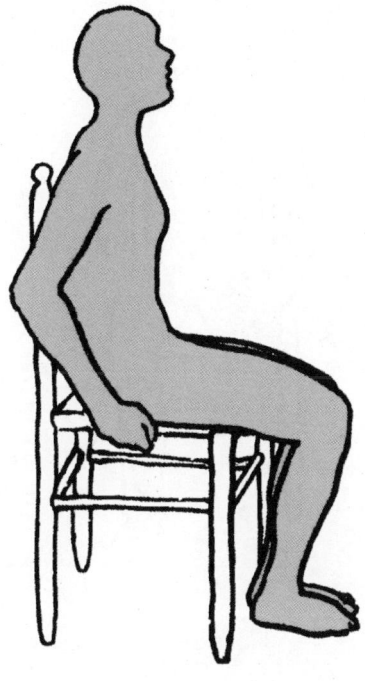

44. Füße innen neben die Stuhlbeine stellen und die Stuhlbeine mit den Waden mit großer Kraft nach außen drücken.

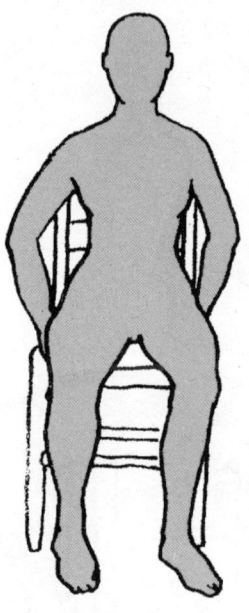

45. Die Füße außen neben die Stuhlbeine stellen und diese mit großer Kraft nach innen zusammendrücken.

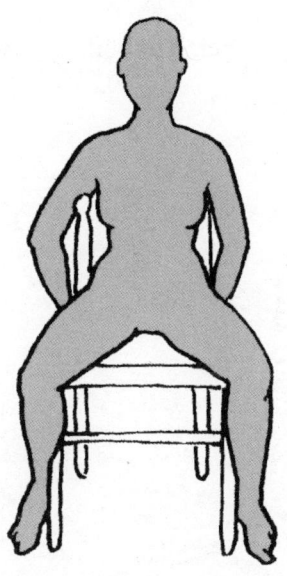

46. Auf den Stuhl setzen, mit den Händen am Stuhlsitz festhalten und die Beine in die Waagerechte anheben. Den rechten Fuß über den linken legen und mit dem linken Fuß den rechten maximal nach unten und mit dem rechten Fuß maximal nach oben drücken.
Diese Übung sollte bei Rückenbeschwerden nicht ausgeführt werden.

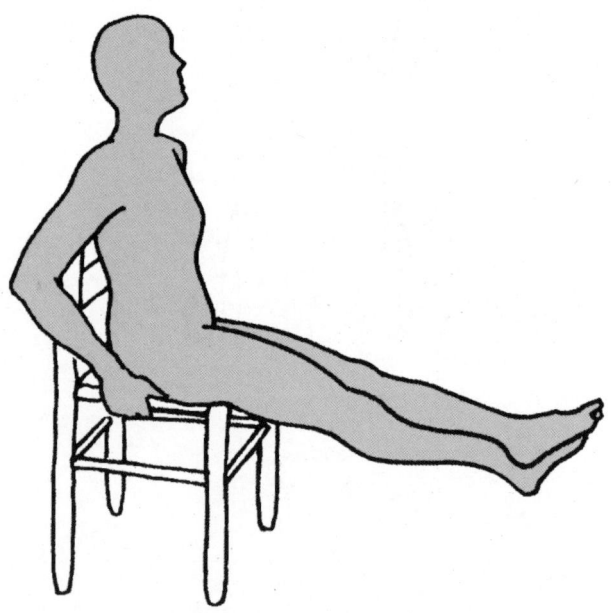

47. Füße wechseln.

48. Auf dem Stuhl sitzen und das rechte Bein über das linke schlagen. Beide Hände vor den Unterschenkel, etwas unterhalb des Knies, führen und dort verschränken. Nun mit dem rechten Bein nach vorne drücken und mit den Armen zum Körper hinziehen.

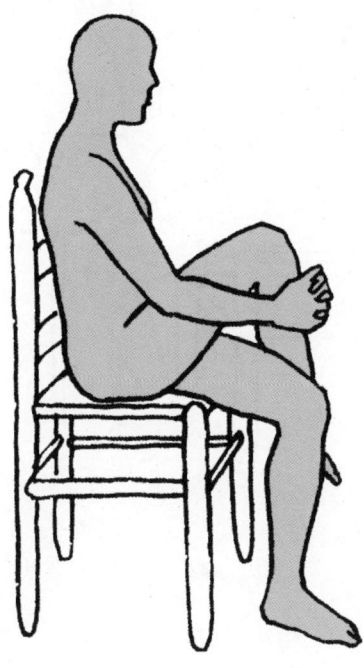

49. Beinwechsel, also das linke Bein über das rechte legen.

50. Die Ellenbogen auf den Tisch stützen, den Kopf zwischen die Hände legen und den Kopf mit aller Kraft in den Händen nach unten drücken.

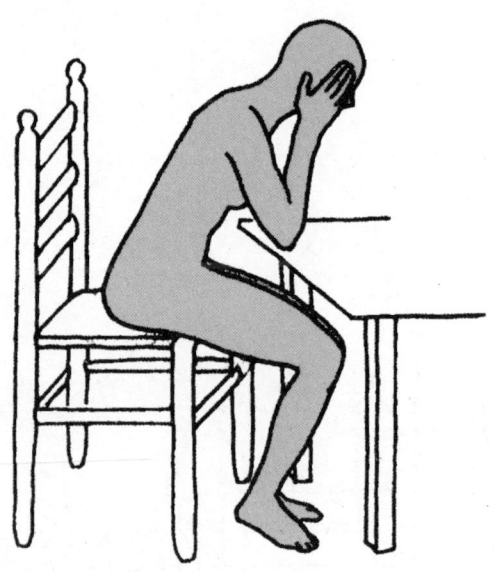

Übungen im Türrahmen:

51. In die Mitte eines Türrahmens stellen und die gespreizten Arme mit dem Handrücken gegen die Türrahmen drücken.

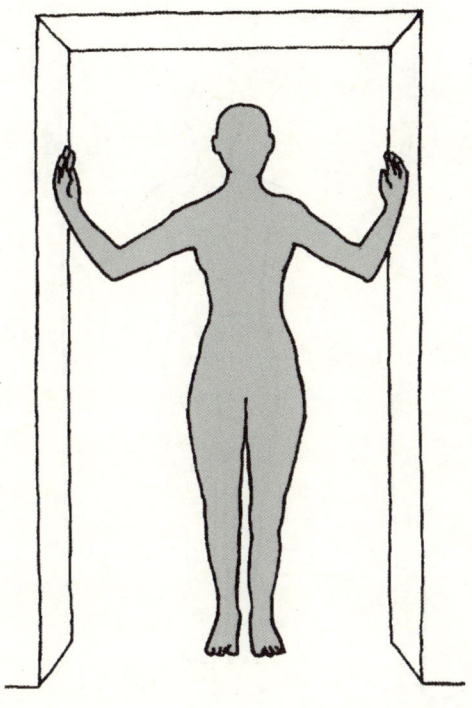

52. Die gleiche Übung, aber nun die Handflächen gegen die Türrahmen drücken.

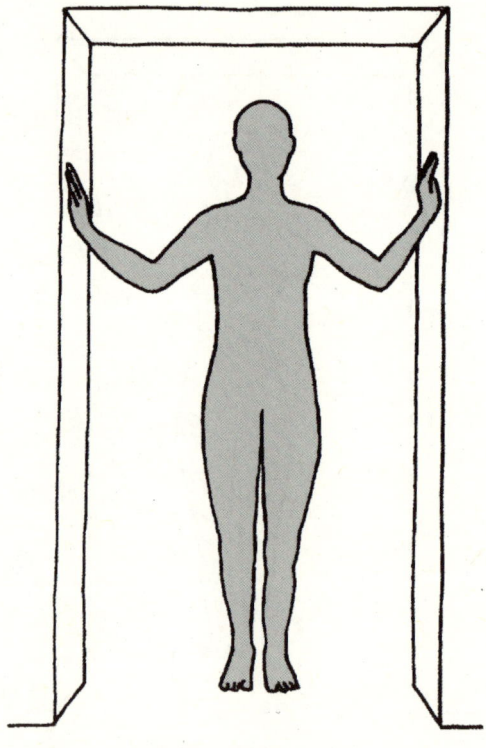

53. Die Arme senkrecht in die Höhe heben und die Handflächen gegen den oberen Türrahmen drücken.

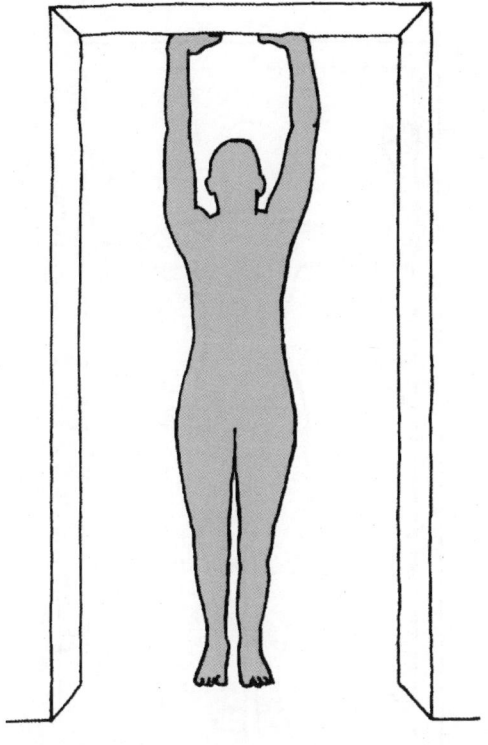

54. Die angewinkelten Arme heben, bis sich die Fäuste in Augenhöhe befinden. Nun die Unterarme gegen die seitlichen Türrahmen drücken.

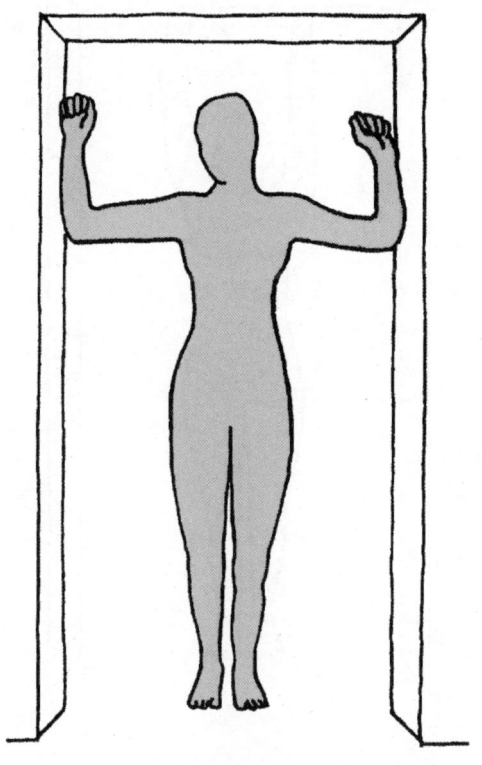

55. Seitlich in die Tür stellen. Die geöffneten Hände rechts und
links an den seitlichen Türrahmen legen und diesen fest zusammendrücken.

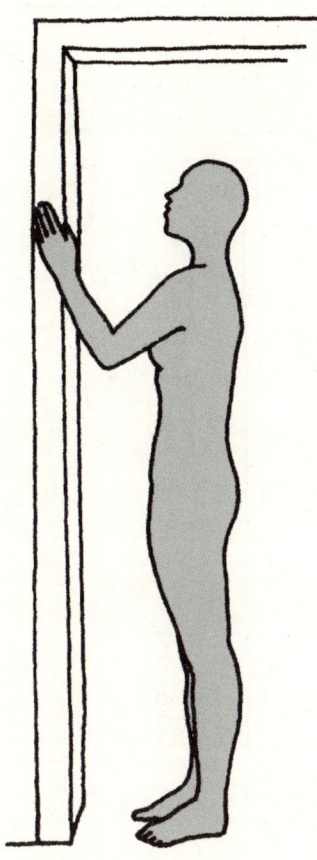

56. Die gleiche Übung mit überkreuzten Armen wiederholen.

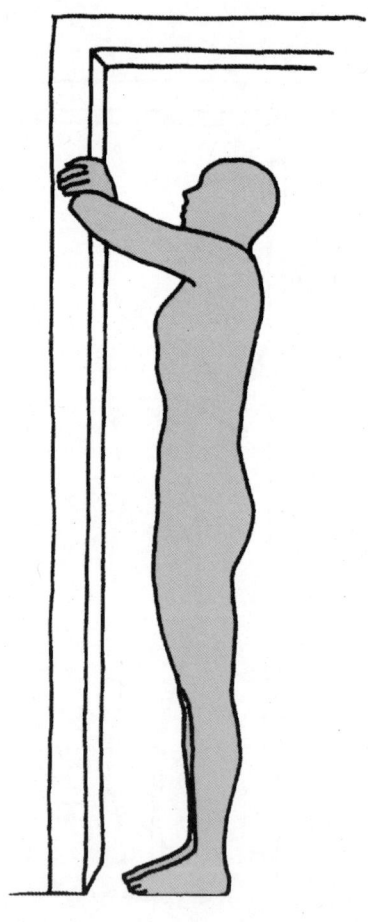

Bei allen Übungen ist zu beachten:

- Der Trainingserfolg ist geringer, wenn es bei den Übungen zu einer völligen Erschöpfung kommt.

- Daher die Belastung nie bis zur äußersten Grenze ausdehnen, sondern nur jeweils 3 – 5 Sekunden lang!

- Fassen Sie zuerst die Übungen in kleine überschaubare Gruppen zusammen, und prägen Sie sich diese ein, zum Beispiel 1 bis 3, 4 bis 7, 8 bis 10, 11 bis 15 und so fort. Sobald Ihnen der Ablauf aller Übungen geläufig ist, genügt es, jede Übung einmal zu machen. Sehr bald schon werden Sie imstande sein, alle 56 Übungen hintereinander durchzuführen, und Sie werden sich über Ihren Erfolg freuen. Ich wünsche Ihnen dazu von Herzen gutes, heilbringendes Gelingen!

Wassergymnastik

Bewegung im lauwarmen Wasser ist bei schmerzhafter Osteoporose eine Wohltat. Das geschwächte Skelett wird im Wasser entlastet, und Schwimmbewegungen trainieren die Muskulatur. Rückenschwimmen ist am besten geeignet, weil sich dadurch die Muskeln und Bänder richtig entspannen.

Auch Wassergymnastik ist sehr zu empfehlen. Im Folgenden sind einige Übungen aufgeführt, die sich leicht ausführen lassen.

Wichtig ist, dass Sie die Übungen gerne machen! Wenn sie Ihnen schwer fallen, können Sie sich nach »getaner Arbeit« ja mit einer kleinen Freude belohnen, zum Beispiel mit einer Tasse Kaffee oder Tee, einem Glas Saft oder mit etwas Besonderem, das Sie sich sonst nicht gönnen, vielleicht einem Blumenstrauß oder einem Buch?

Sobald Ihnen die Übungen leicht fallen und Sie erkennen, dass Sie sich damit etwas Gutes tun, werden sie Ihnen auch Freude machen. Dies gilt besonders für die täglichen isometrischen Übungen, die anfangs wirklich sehr schmerzhaft sein können. Halten Sie unbedingt durch, dann gelingen sie mit der Zeit immer leichter, und der Zeitaufwand verringert sich. Heute benötige ich für sie insgesamt etwa 15 Minuten, und meist schließe noch einige Extraübungen für Augen, Hände und Füße an.

Am besten kopieren Sie sich die Übungen und nehmen sie in einer Klarsichthülle mit zum Schwimmbecken.

Wiederholen Sie jede Übung zuerst fünfmal, dann bis zu zehnmal!

Stehen Sie seitlich zum Beckenrand:
1. Mit rechter Hand festhalten und den linken Fuß kreisen, erst nach innen, dann nach außen.
2. Umdrehen, mit linker Hand festhalten und den rechten Fuß kreisen, erst nach innen, dann nach außen.
3. Seite wechseln, das linke Knie anziehen und Bein nach vorne strecken.
4. Seite wechseln, das Gleiche mit dem anderen Bein.
5. Seite wechseln, das linke Bein vor- und zurückschwingen.

6. Das Gleiche mit dem anderen Bein.
7. Das Bein zur Seite heben und senken.
8. Seite und Bein wechseln.

Stehen Sie mit dem Rücken zum Beckenrand und halten Sie sich mit beiden Händen fest:
1. Das linke Bein waagerecht vorstrecken, Zehen nach oben, und nach innen kreisen.
2. Ebenso mit dem rechten Bein.
3. Das linke Bein waagerecht vorstrecken, Zehen nach oben, und nach außen kreisen.
4. Und umgekehrt.
5. Kräftig Rad fahren.
6. Die Beine grätschen und schließen.
7. Die Beine scheren.
8. Beide Knie an die Brust ziehen und Beine nach vorne strecken.

Stehen Sie frei im Becken:
1. Arme unter der Wasseroberfläche kreisen, vor und zurück.
2. Arme unter der Wasseroberfläche zurück und wieder vorziehen.
3. Schultern kreisen, vor und zurück.
4. Die Finger verschränken und die Hände unter Wasser kreisen.
5. Die Finger verschränken und die Hände unter Wasser nach oben und unten beugen.
6. Die Finger hinter dem Rücken verschränken und die Arme hochziehen.
7. Unter Wasser fest in die Hände klatschen.
8. Mit beiden Beinen hoch hüpfen.

Bitte bedenken Sie, dass die in den Schwimmbecken installierten, heute so beliebten Massagedüsen für Osteroporose-Patienten gefährlich sein können. Setzen Sie die Wirbelsäule und die Gelenke auf keinen Fall direkt dem Strahl dieser Düsen aus, der oftmals äußerst stark ist.

Ernährung ist das A und O

Unsere Vorfahren nahmen ihre Nahrung zumeist frisch und kaum verändert zu sich. Nur ein Fünftel davon bestand aus Fleisch, der weitaus überwiegende Anteil war pflanzliche Kost. Vor der Industriegesellschaft gab es keinen Industriezucker, keine Auszugsmehle, keine Konservierungsstoffe und keine sonstigen Denaturierungszusätze.

Unsere Zeit dagegen, die Zeit des großen technischen Fortschritts, ist zugleich die Zeit der Nahrungsfabriken. Die Nahrungsmittel werden nicht nur durch Chemikalien verändert, sondern so gut wie wertlos gemacht. Obendrein tragen Kunstdünger und Lagerungsmängel dazu bei – von der Massentierhaltung ganz zu schweigen –, dass immer mehr Leute an ernährungsbedingten Zivilisationskrankheiten und deren Folgen leiden. Andererseits wächst ständig die Nachfrage nach gesunden Lebensmitteln, die am besten frisch, naturbelassen oder schonend zubereitet genossen werden sollen.

Wir Osteoporose-Patienten sind leider nicht mehr in der Lage, frei zu wählen, wie wir uns ernähren. Wir sollten ausreichend und abwechslungsreich essen, jedoch solchen Speisen Vorrang einräumen, die unseren Knochen »bekömmlich« sind – in erster Linie also kalziumreichen Lebensmitteln.

Grundsätzlich gilt: Unbeherrschtes und unbedachtes Essen und Trinken schadet, und zwar nicht nur, weil dadurch Magen und Darm übermäßig beansprucht und folglich geschwächt werden, sondern weil jedes Übergewicht eine zusätzliche Belastung für unser Skelett, unseren »Schwachpunkt«, darstellt. Ein- bis zweimal wöchentlich ohne Abendessen zu Bett gehen oder gelegentliches Teefasten wirkt bei Übergewicht Wunder. In jedem Fall müssen wir unser Gewicht regelmäßig kontrollieren. Ein leicht erhöhtes Normalgewicht ist günstig, starkes Untergewicht oder, wie erwähnt, extremes Übergewicht schaden uns.

Grundsätzlich gelten für die Ernährung jene Erkenntnisse, die wir der Forschungsarbeit von Dr. M. O. Bruker verdanken. Je gründlicher, intensiver und künstlicher die Eingriffe in das Gefüge eines natürlichen Lebensmittels durch Kochen, Gären, Konservieren und Präparieren sind, umso größer ist die Gefahr, dass Vitalstoffe dabei entfernt, zerstört, geschädigt oder verändert werden. Für eine gesunde Ernährung sind Vitalstoffe jedoch unverzichtbar.

Allerdings sollten wir uns Folgendes stets vor Augen halten: Kaum zwei Worte haben für zwei Menschen die gleiche Bedeutung, also wird die gleiche Ernährung bei verschiedenen Menschen wohl auch nicht die gleiche Wirkung erzeugen. Unser komplizierter Körper funktioniert und reagiert bei jedem Menschen anders. Dazu kommen unterschiedliche Lebensgeschichten und soziale Hintergründe, verschiedene Arten, auf Dinge zu reagieren, die von außen auf uns einwirken, und schließlich die enorme Vielschichtigkeit und Verschiedenartigkeit des Seelenlebens. Sind wir uns über die Grundprinzipien einer gesunden Ernährung und darüber hinaus über alles, was bei Osteoporose wichtig ist, im Klaren, dann sind wir gut beraten, unserem hoffentlich gesunden Instinkt zu vertrauen, anstatt immer wieder das Neueste auszuprobieren, das gerade in Mode ist.

Da wir bis heute die Ursachen nicht kennen, die zur Porosität der Knochen führen, besteht durchaus die Möglichkeit, dass auch eine falsche Ernährung den Krankheitsverlauf beeinflusst. Allerdings sollten wir nicht blindlings einseitigen Empfehlungen vertrauen, sondern das Angebot prüfen und ernsthaft auf die Reaktionen unseres Körpers und auf unseren gesunden Menschenverstand achten.

Für den Aufbau der Knochen ist Kalzium von großer Bedeutung. Ein Erwachsener hat in seinem Knochengerüst rund 1 bis 1,5 kg Kalzium gespeichert. Ist die Kalziummenge im Nahrungsangebot über Jahre hinweg zu niedrig, entsteht ein Defizit, und der Körper entnimmt das fehlende Kalzium sodann den Knochen, was einen Verlust an Knochensubstanz zur Folge hat. Es ist nachgewiesen, dass sich die Anzahl der nachträglich auftretenden Knochenbrüche durch eine hohe Kalziumaufnahme reduzieren lässt. Und es besteht in der Forschung auch Einigkeit darüber, dass man Kalzium besser mit Nahrungsmitteln aufnimmt als in Form von Präparaten.

Gefährlich sind auch Appetitzügler und abführende Tabletten. Letztere sind an meinem jetzigen Zustand mit Schuld, da ich sie zwanzig Jahre lang regelmäßig einnahm. Mit etwa fünfundzwanzig Jahren fing ich in einer Stresssituation damit an. Ein Arzt hatte sie mir damals verschrieben, und obwohl ich von Zeit zu Zeit andere Ärzte darauf hinwies, warnte mich kein Einziger vor diesen Mitteln. Dieses tägliche Dragee spiele keine Rolle, sagte man mir. Von diesem »einen Dragee« täglich war ich jedoch vollkommen abhängig. Als ich über vierzig war und es mir gesundheitlich gar nicht gut ging, suchte ich einen Heilpraktiker auf, der sich gründlich nach meiner Medikamenteneinnahme erkundigte. Als ich das tägliche Laxativum erwähnte, bekam ich zur Antwort: »Sie werden eines Tages eine Darmlähmung bekommen, wenn Sie nicht damit aufhören.« Das rüttelte mich auf. Von diesem Tag an machte ich Schluss mit »Dragees«, und langsam nahm alles wieder seinen natürlichen Lauf. Seither begegne ich Medikamenten mit größter Vorsicht. Heute weiß ich, dass abführende Mittel das für den Knochenaufbau unerlässliche Kalzium aus dem Darm ausschwemmen. Sie verhindern also, dass dem Knochen über das Blut Kalzium zugeführt wird.

Als wichtigste Kalzium-Quellen gelten Milch und Milchprodukte. (Empfehlenswert ist jedoch nur die naturbelassene, frische Milch gesunder Kühe.) Mit einem Liter Milch täglich wäre der Tagesbedarf an Kalzium von älteren Menschen gedeckt (1200 mg). 70 g Emmentaler decken nahezu drei Viertel der notwendigen Menge.

Wer Milchkost mag und sie verträgt, nimmt wohl automatisch die notwendige Kalziummenge auf. Doch wie auf jedem Gebiet gibt es auch in der Ernährungswissenschaft unterschiedliche Ansichten. Dr. Bruker zum Beispiel argumentiert (von mir hier sehr verkürzt wiedergegeben), dass nur der Säugling, der ja ausschließlich von Milch lebt, auch ausgezeichnet dabei gedeiht. Für den Erwachsenen hingegen, der vitalstoffreiche Vollwertkost genießt, sei Milch überflüssig, und vor Milch im homogenisierten und pasteurisiertem Zustand sei sogar zu warnen. Bei pasteurisierter Milch entstünden durch Erhitzung auf etwa 700° C nachteilige Veränderungen, u.a. ein Verlust an Vitaminen; zudem fördere erstere durch Zerschlagung der Fettkügelchen die Arteriosklerose.

Immer mehr Ärzte vertreten heute die Ansicht, dass ein Zuviel an tierischem Eiweiß (Milch, Quark, Käse) die Gesundheit beeinträchtigt, und Stoffwechselkrankheiten, Diabetes, Krankheiten des Bewegungsapparates sowie Hautausschläge und allergische Reaktionen begünstigt. Probleme verursacht dabei das Eiweiß der Milchprodukte, nicht das darin enthaltene Fett. Rahm (Schlagobers beziehungsweise -sahne) und Butter, die aus dem Fettanteil der Milch bestehen, sind erlaubt. Viele Jahre lang wurde zudem übersehen, dass diese eiweißreichen Nahrungsmittel gleichzeitig sehr viel Cholesterin, aber keinerlei Ballaststoffe enthalten. Pflanzliche Nahrungsmittel dagegen (zum Beispiel schwarze und weiße Bohnen, Reis, Mais, Sojabohnen, Getreide, Samen und Hülsenfrüchte) sind fettarm, reich an Faserstoffen, cholesterinfrei und enthalten ausreichend Eiweiß. In einer epidemiologischen Untersuchung im Rahmen eines Gemeinschaftsprojektes chinesischer, amerikanischer und englischer Universitäten, das 1983/84 an über 8000 Chinesen durchgeführt wurde, kamen die Forscher zu dem Schluss, tierisches Eiweiß und Fett sei nicht nur für viele Stoffwechselkrankheiten, die häufigsten Krebsarten, für Diabetes, Herz- und Kreislauferkrankungen verantwortlich, sondern auch für Osteoporose.

Diesen Untersuchungen zufolge hat Osteoporose primär nichts mit Kalkmangel zu tun. Dabei ist wissenswert, dass Osteoporose in China praktisch unbekannt ist – möglicherweise deshalb, weil sich die Bevölkerung dort vorwiegend von pflanzlicher Kost und nicht wie wir von Milchprodukten und Fleisch ernährt. Natürlich lassen sich Ergebnisse solcher Untersuchungen nicht ohne weiteres auf unsere westliche Welt mit ihren völlig anderen Lebensbedingungen übertragen, aber bedenkenswert sind sie allemal.

Inzwischen weist allerdings auch eine neuere westliche Untersuchung darauf hin, dass Ernährung aus tierischem Eiweiß ebenfalls die Entstehung von Osteoporose begünstigen kann. Der Abbau von überschüssigem Protein durch die Nieren, so heißt es dort, erfordere große Mengen an Kalzium, und ein Großteil dieses Kalziums würde aus dem Knochen mobilisiert (aus »Leben und Gesundheit«, Sept. 98, CH-3704 Krottigen).

Woran sollen wir Betroffene uns nun halten? Lassen Sie sich nicht verwirren! Bewahren Sie sich eine gewisse Vorsicht sowohl gegenüber wissenschaftlichen Studien als auch gegenüber der chemischen Industrie. Es geht wie immer um das richtige Maß, und das müssen wir alle für uns selbst erkunden.

Bei der Ernährung müssen wir besonders sorgfältig in uns hineinhorchen, um zu erfahren, was unserem Körper zusagt und was nicht. Sobald wir ihm gegenüber hellhöriger werden, gewinnen wir in ihm einen treuen Lehrmeister. Beginnen wir also damit, eine liebevollere Beziehung zu uns selbst und unserem Körper aufzubauen. Unsere eigenen Bemühungen spielen eine zentrale Rolle bei dem Versuch, unsere Gesundheit wiederzugewinnen. Ich habe Käse beispielsweise immer ausgezeichnet vertragen. Mindestens sieben Jahre lang gehörten Emmentaler, Camembert und Parmesan auf meinen täglichen Speiseplan. Eines Tages hatte ich dann das Gefühl, jetzt reicht es. Daraufhin habe ich meinen Käsekonsum drastisch reduziert. So viel zum Thema Milch.

Es gibt aber noch viele andere Nahrungsmittel mit hohem Kalziumgehalt, zum Beispiel Gemüse wie Grünkohl, Fenchelknollen, Mungbohnen, weiße Bohnen und Brokkoli. Reich an Kalzium sind auch Fisch, junges Gemüse, alle Soja-Gerichte (verwenden Sie auch Tofu, mit dem sich ein eiweißreiches Sojabohnengericht zaubern lässt) sowie Haselnüsse, Mandeln, Sesamsamen, Meersalz usw. (siehe Kalziumtabelle, Seite 93). Auch in hartem Trinkwasser ist Kalzium enthalten. Um die Kalziumaufnahme aus den Lebensmitteln zu erhöhen, benötigt der Körper Vitamin D – es ist im Fisch ausreichend vorhanden und wird vor allem durch die Sonnenbestrahlung der Haut aktiviert. Ein Verzicht auf Sonne wäre also ebenso schädlich wie ein Zuviel an Sonnenbestrahlung. Erhöht zu viel Sonne die Gefahr, an Hautkrebs zu erkranken, so verhindert ein Mangel an Sonne die für uns notwendige Bildung von Vitamin D. Täglich bis zu 15 Minuten Sonnenlicht auf Gesicht, Arme und Beine sind für die Gesundheit wichtig. Dazu sollten wir am Morgen oder späteren Nachmittag (nie in der Mittagszeit!) ins Freie gehen. Mein Behelf für sonnenarme Zeiten sind einmal pro Woche 10 bis 15 Minuten Solarium.

Wir müssen also abwägen und unseren Speiseplan überlegt zusammenstellen. Möglichst zu vermeiden sind:
- zu viel phosphathaltige Kost wie Fleisch und Cola-Getränke
- zu viel Kaffee (mehr als drei Tassen pro Tag)
- industriell hergestellte Zuckerarten, zu denen auch der Milch- und Fruchtzucker gehört. (Fabrikzuckerhaltige Speisen vertragen sich schlecht mit Frischkost und Vollkornprodukten und können bei Magen-Darm-Empfindlichen zu Unverträglichkeiten führen.)
- faserreiche (schwemmt zu rasch aus dem Darm aus) und oxalhaltige Nahrung wie Spinat, Tomaten, Rhabarber, Spargel, rote Bete und Mangold (denn diese hemmt die Kalziumaufnahme aus dem Darm)
- Rauchen (das sollte man am besten ganz aufgeben, denn Nikotin schädigt nicht nur die Lunge, sondern auch das Skelett)
- Alkohol im Übermaß
- Gewichtszunahme (um das Skelett nicht zu belasten)
- ständiges Untergewicht
- verschiedene Medikamente wie Abführmittel, Magentherapeutika, Entwässerungspräparate
- Östrogenmangel
- zu viele eiweißhaltige Diäten

Durch die richtige Ernährung können wir auch eine Übersäuerung des Organismus verhindern, die sich ebenfalls ungünstig auf den Knochenhaushalt auswirkt. Kontrollieren Sie Ihren pH-

Wert mittels Indikator-Teststreifen! (Zu beziehen in Apotheken.) Durch schlechte Luft und sauren Regen sind wir heute bereits vorbelastet. Dazu kommen als ausgesprochen säurebildende Faktoren Fleischspeisen und zu viel tierisches Eiweiß sowie Alkohol und Nikotin. Auch die so genannte innere Übersäuerung, die durch seelische Probleme verursacht wird, kann eine Rolle spielen. Ist jemand deprimiert, traurig oder gekränkt, hören wir oft: »Heute bin ich sauer!«

Gegen Übersäuerung hilft das tägliche Essen von Obst und anderer Rohkost vor den Mahlzeiten, also auf nüchternen Magen. Ich esse vor dem Frühstück regelmäßig einen Apfel mitsamt Kernen und verzehre Salat immer vor dem Mittagessen beziehungsweise an dessen Stelle. (Als Regel hat sich bewährt: Obst und Nüsse vor Rohkost, Rohes vor Gekochtem, Schwerverdauliches wie Fleisch, Fett, Käse oder Süßspeisen immer zuletzt.) Gegen Übersäuerung wirken Gemüse wie Karotten, Lauch, schwarzer Rettich, Radieschen, Zichorie, Kohlrabi, Sellerie, Kartoffeln, weiße Bohnen(kerne) und Schnittlauch sowie Früchte und Beeren wie Brombeeren, Himbeeren, Pflaumen, Pfirsiche, Ananas, Kirschen, Kastanien und Zitronen. Auch folgende Wildpflanzen sind hilfreich: Löwenzahn, Brennnessel, Kresse, Schachtelhalm und Schafgarbe, und zwar als Salat, Gemüse oder Tee.

Eine gesunde Kost enthält viele Nährstoffe.
1. Organische Verbindungen: Proteine, lebenswichtige Fettsäuren und Vitamine.
2. Mineralstoffe: Kalzium, Phosphor, Natrium, Kalium und Magnesium.
3. Spurenelemente: Kobalt, Eisen, Mangan, Zink, Kupfer und verschiedene mehr.

Unsere Speisen sollen ausreichend Vitamine, Mineralien, Spurenelemente und Vitalstoffe enthalten und außerdem gut schmecken. Also gehören auch entsprechende Gewürze dazu, auf die wir keineswegs verzichten müssen.

Auf unserem Weg zur Gesundheit treffen wir immer wieder auf neue Ideen, Vorschläge und hilfreiche Mittel. Bei mir war es unter anderem »Meine BASEnkur«, die Entschlackung, Ausleitung und Remineralisierung bewirkt und die ich, da sie mir sehr gut tut, wärmstens empfehlen kann. (Hinweise im Anhang, Seite 171). Bedenken Sie jedoch: Krankheiten zeigen uns häufig ein Fehlverhalten auf – ändern wir unser Verhalten, verliert sich oft auch die Krankheit, und Wohlbefinden kehrt zurück.

Entscheidend ist auch die seelische Verfassung beim Essen. Aus eigener Erfahrung wissen wir, wann und wo uns »der Appetit vergeht«: Übel riechende, geräuschvolle Gaststätten und verrauchte Speiseräume werden für jeden Feinschmecker zur Qual. Appetit-Räuber sind auch seelische Probleme; dazu gehören aufregende Erlebnisse, vorangegangene Auseinandersetzungen, eine drückende Sorgenlast oder deprimierende Nachrichten. Es ist nicht empfehlenswert, während des Essens Zeitung zu lesen, Radio zu hören oder sich vor den Fernsehschirm zu setzen. Wenn wir uns schon beim Frühstück mit Gewalttaten, Diebereien und Kriegsgräueln auseinandersetzen, verbinden wir uns automatisch mit dem Elend der Welt, liefern uns negativen Strömungen aus und geben ihnen die Möglichkeit, auf unseren Körper einzuwirken. Dann wird uns die Nahrung nicht zum Lebens-, sondern zum Elendsmittel.

Uns vergeht der Appetit, und unserem Verdauungsapparat vergeht die »Lust«, die Speisen richtig, das heißt lebensfördernd, zu verarbeiten. Die beste und gesündeste Mahlzeit verliert ihren Wert, wenn die Seele dabei nicht mitmacht. Wer beim Essen mit den Gedanken anderswo ist, macht aus dem Essen etwas Beiläufiges, Unwichtiges. Wir sollten uns immer der Tatsache bewusst sein, dass wir mit den Speisen gleichzeitig die jeweilige Stimmung unseres Umfeldes in unseren Körper aufnehmen, das heißt Trübsal, Ärger, Missmut und Ängste einerseits, aber auch Freude, Zuversicht, Hoffnung, Wohlwollen, Heilung und Kraft andererseits. Es ist also wichtig, sich in möglichst ausgeglichener Stimmung zu Tisch zu setzen. Gedanken an unsere Krankheit müssen uns durchaus nicht negativ stimmen. Wir können auch im positiven Sinn an unsere Knochen denken, indem wir sie aufmuntern, sie auffordern, bei unserer »harten Knochenarbeit« nicht zu verzagen, und sie bitten, das Kalzium, das wir ihnen zuführen, wohlwollend aufzunehmen, damit das Skelett wieder stabiler und fester wird, wie es sich für gute Knochen geziemt.

Kalziumgehalt einzelner Lebensmittel

Die empfohlene Kalziummenge für Menschen ab dem mittleren Lebensalter beträgt 1200 mg pro Tag.

Lebensmittel	Menge	Kalzium in mg
Milchprodukte		
Magermilch	1 l	1240
Milch	1 l	1200
Buttermilch	¼ l	275
Kondensmilch	100 g	315
Joghurt	250 g	300
Joghurt aus Magermilch	250 g	350
Magermilchpulver	2 EL	105
Schlagsahne	100 g	80
Parmesan	10 g	120
Emmentaler	70 g	826
Mozzarella (fettarm)	50 g	350
Edelpilzkäse	70 g	667
Edamer (30 %)	70 g	571
Gouda (45 %)	70 g	571
Frischkäse	100 g	545
Speisequark	200 g	130
Nüsse		
Mandeln	100 g	250
Haselnüsse	100 g	225
Paranüsse	100 g	130
Walnüsse	100 g	85
Obst		
Datteln	100 g	65
Feigen	100 g	55
Mandarinen	100 g	33
Orangen	100 g	30
Rosinen	100 g	30
Weintrauben	100 g	18

Lebensmittel	Menge	Kalzium in mg
Grapefruits	100 g	18
Aprikosen	100 g	16
Kirschen, süß	100 g	17
Pflaumen	100 g	14
Birnen	100 g	10
Pfirsiche	100 g	8
Äpfel	100 g	7
Brombeeren	100 g	45
Johannisbeeren, schwarz	100 g	45
Himbeeren	100 g	40
Johannisbeeren, rot	100 g	30
Erdbeeren	100 g	25
Ei	1 Ei/ 60 g	30

Gemüse

Lebensmittel	Menge	Kalzium in mg
Grünkohl	250 g	525
Dicke Bohnen	250 g	375
Sojabohnen	100 g	255
Fenchelknollen	250 g	250
Brokkoli	250 g	160
Lauch	100 g	85
Endiviensalat	100 g	55
Möhren	100 g	40
Kopfsalat	100 g	35
Zwiebeln	100 g	30

Kräuter

Lebensmittel	Menge	Kalzium in mg
Majoran	10 g	250
Thymian	10 g	207
Basilikum	10 g	207
Rosmarin	10 g	147
Estragon	10 g	130
Dillkraut	10 g	117
Petersilie	10 g	25
Brunnenkresse	10 g	18
Schnittlauch	10 g	13

Lebensmittel	Menge	Kalzium in mg
Getreide und Brot		
Weizenvollkornbrot	100 g	65
Haferflocken	100 g	55
Roggenvollkornbrot	100 g	30
Zwieback	100 g	30
Vollreis	100 g	25
Fisch		
Ölsardinen mit Gräten	100 g	330
Dosenlachs	100 g	185
Salzhering	100 g	110
Krabben	100 g	90
Karpfen	100 g	50
Seelachsfilet	100 g	14
Fleisch		
Schinken	100 g	10
Schinken, roh	100 g	10
Speck durchwachsen	100 g	9
Leber	100 g	7
Rindfleisch	100 g	4

Rezepte für kalziumreiche Gerichte

Rohkost

Kohlrabirohkost

4 kleine Kohlrabi
2 kleine Stangen Lauch
100 g Haselnüsse
200 g saure Sahne
Salz
Pfeffer
1 TL süßer Senf
1 EL Obstessig
einige junge Kohlrabiblättchen

Kohlrabi schälen, fein stifteln, den Lauch in feine Streifen schneiden, die Nüsse grob hacken. Alle anderen Zutaten außer den Kohlrabiblättchen zu einer Sauce verrühren und unter das Gemüse mischen. Zum Schluss die Kohlrabiblättchen fein hacken und über den Salat streuen.

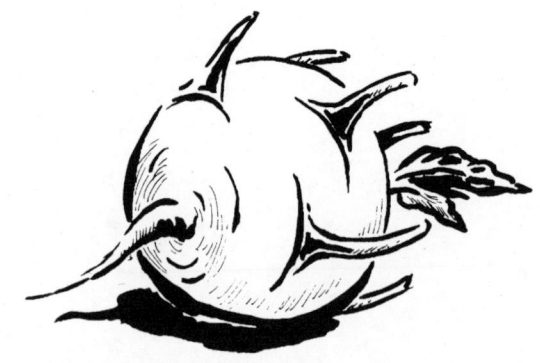

Löwenzahnsalat mit Frühlingszwiebeln

300 g junge Löwenzahnblätter
1 Bund Frühlingszwiebeln
1 großer Kopf grüner Salat
2 EL Obstessig
Salz
Pfeffer
3 – 4 EL Kürbiskernöl

Löwenzahnblätter waschen und klein schneiden. Frühlingszwiebeln dünn schneiden, mit dem Löwenzahn vermischen.
Den Kopfsalat in mundgerechte Stücke zupfen. Aus den restlichen Zutaten eine Sauce rühren, mit Salat und Löwenzahn
vermischen und sofort anrichten.

Wildkräuter mit Bärlauchsauce

Je 1 Hand voll junge Löwenzahnblätter, Vogelmiere,
Schlüsselblumenblätter, Hirtentäschel, ganz junger Giersch,
Gänseblümchenblätter und Blüten und was Sie sonst noch so
auf Ihrem Frühlingsspaziergang finden
einige Bärlauchblätter
150 g saure Sahne
½ TL Senf
Salz
Pfeffer
1 TL Obstessig
4 EL Gemüsebrühe

Alle Kräuter bis auf den Bärlauch klein zupfen. Den Bärlauch
fein schneiden und mit den restlichen Zutaten zu einer Sauce
verrühren. Die Kräuter kurz vor dem Servieren untermischen.

Radieschenrohkost

2 Radieschen
1 kleiner Kopfsalat
1 Eichblattsalat
⅛ l Sauermilch
4 EL Mais

Für die Mayonnaise:
2 Eigelb
1 EL süßer Senf
Distelöl nach Bedarf
1 EL Tomatenmark
1 EL Sojasauce
1 TL Salz
Saft von ½ Zitrone
1 Prise Pfeffer

Radieschen blättrig schneiden, mit dem zerzupften Salat mischen. Für die Mayonnaise Eigelb und Senf verrühren, das Distelöl tropfenweise dazugeben, bis eine feste Masse entstanden ist. Die Gewürze unterziehen. 2 – 3 EL Mayonnaise mit der Sauermilch verquirlen, den Mais zugeben und alles über den Salat gießen. Man kann die restliche Mayonnaise in einem gut verschlossenen Einmachglas im Kühlschrank längere Zeit aufbewahren.

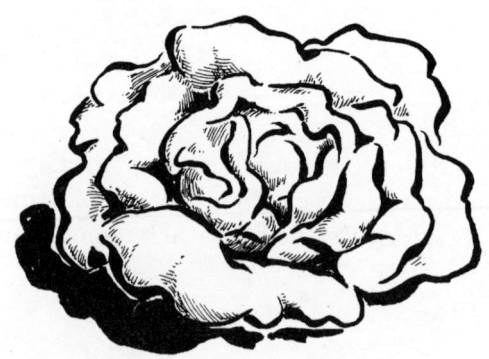

Suppen

Wirsingkohlsuppe

3 EL Olivenöl
3 Knoblauchzehen
500 g Wirsingkohl
1 l Gemüsebrühe
½ EL grüne Pfefferkörner
4 Weizentoastbrotscheiben
Olivenöl
Knoblauch
Kräutersalz
100 g geriebener Käse (Emmentaler, Parmesan oder Bergkäse)

In dem Olivenöl die zerdrückten Knoblauchzehen anbraten, den fein geschnittenen Wirsing zugeben und unter ständigem Wenden dünsten. Gemüsebrühe und den zerdrückten grünen Pfeffer zugeben. Etwa 20 Minuten köcheln lassen. Weizenbrotscheiben mit Öl bepinseln, mit durch die Presse gedrücktem Knoblauch bestreichen und mit Kräutersalz bestreuen. Die Brotscheiben würfeln und in der Pfanne oder im Ofen rösten. Vor dem Anrichten die Brotwürfel in die Suppe geben und den geriebenen Käse darüber streuen.

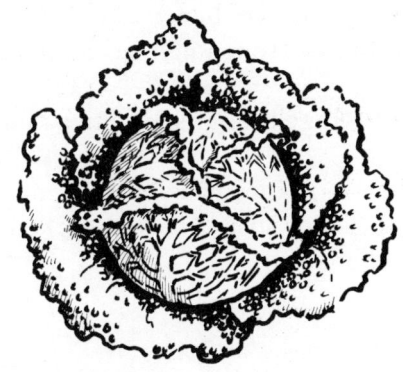

Brennnessel-Sauerampfer-Suppe

1 Zwiebel
Suppengrün
2 EL Sonnenblumenöl
500 g junge Brennnesselblätter
500 g Sauerampfer
1 Lorbeerblatt
1 l Gemüsebrühe aus 2 EL gekörnter Würze oder
  2 Gemüsebrühwürfel (Reformhaus oder Naturkostladen)
eventuell Kräutersalz und Pfeffer
frisch geriebene Muskatnuss
eventuell Knoblauch
⅛ l saure Sahne

Die gehackte Zwiebel und das klein geschnittene Suppengrün
in dem Öl dünsten. Die gewaschenen Brennnessel- und Sauer-
ampferblätter und das Lorbeerblatt zufügen. Kurz dünsten bis
die Blätter zusammenfallen. Mit Gemüsebrühe auffüllen, mit
Kräutersalz, Pfeffer, Muskat und Knoblauch abschmecken.
Die saure Sahne unterziehen.

Variationen:
- 1 TL Senf sowie eine in kleine Stücke geschnittene frische
  Gurke und viel gehackten Dill dazugeben.

- Oder frisch geriebenen Meerrettich, Petersilie und/oder
  Majoran, Zitronenmelisse, Rosmarin dazugeben.

- Oder 1 Eigelb und einen Stich Butter unterrühren.

- Oder die Blätter ganz einfach mit kochendem Wasser
  überbrühen, abseihen, fein hacken und das Wasser wieder
  abgießen.

Brennnesselsuppe

1 kg frische Brennnesselspitzen und junge Blätter
1 l Gemüsebrühe aus 2 EL gekörnter Würze oder
* 2 Gemüsebrühwürfel (Reformhaus oder Naturkostladen)*
1 EL Butter
eventuell Kräutersalz

Die Brennnesseltriebe in der Brühe auskochen, abseihen oder
klein hacken und mitessen. Ein Stück Butter dazugeben, eventuell mit Kräutersalz würzen.
Eine phantastische Entschlackungssuppe!

Rohe Kartoffel-Möhren-Suppe

1 l Wasser (auf unter 40° C erwärmen)
1 geriebene Kartoffel
2 geriebene Möhren
50 – 70 g fein gemahlener Leinsamen (2 × mahlen)
etwas geriebener Meerrettich
1 EL Sonnenblumenöl
1 kleine Zwiebel
Knoblauch
½ Gemüsebrühwürfel
Majoran
Thymian
Bohnenkraut
Liebstöckel
etwas Kräutersalz

Alle Zutaten in dem erwärmten Wasser ca. 10 Minuten quellen
lassen. Noch einmal abschmecken.

Lauchsuppe

500 g Lauch
2 EL Olivenöl
1 l Gemüsebrühe
⅛ l Sahne
2 Eigelbe
eventuell Kräutersalz
Pfeffer
gehackte Petersilie
100 g geriebener Parmesan oder Bergkäse

Den in fingergliedlange Stücke geschnittenen Lauch in dem Öl
andünsten. Die Brühe zugießen, garen (etwa 15 Minuten). Die
mit Sahne verquirlten Eigelbe unterziehen. Suppe abschmecken. Petersilie unterrühren und mit geriebenem Käse bestreut
servieren.

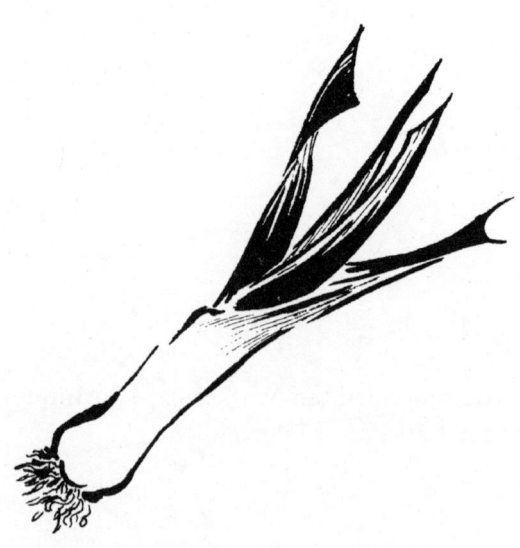

Russische Kohlsuppe »Schtschi«

600 g frischer Weißkohl
1 Zwiebel
1 Lorbeerblatt
Pfeffer
1 TL Kümmel
1½ l Gemüsebrühe
6 – 8 kleine Kartoffeln
1 Hand voll Pilze (auch getrocknet)
⅛ l Milch zum Einweichen
2 EL Butter
eventuell Kräutersalz
300 g Sauerkraut
Knoblauch

Den fein geschnittenen Weißkohl mit der gehackten Zwiebel und den Gewürzen in der Gemüsebrühe mit den Kartoffeln etwa 20 Minuten kochen. Die blättrig geschnittenen Pilze in der Butter mit Kräutersalz und Pfeffer kurz dünsten (getrocknete Pilze ½ Stunde in Milch einweichen, Milch weggießen). Das klein geschnittene Sauerkraut zu den Pilzen geben, kurz mitdünsten. Pilze-Sauerkraut an den Kohl geben, mit Knoblauch abschmecken.

Dazu serviere ich die **Sahne-Joghurt-Knoblauch-Sauce**, von der sich jeder einen ordentlichen Klacks in die Suppe tut:
1 Becher saure Sahne, 1 Becher Joghurt,
Kräutersalz und Pfeffer, 1 gepresste Knoblauchzehe
miteinander verrühren, zum Schluss
etwas gehackten Dill (auch getrocknet)
unterziehen.

Einfache Variante (falls ich keine Pilze und kein Sauerkraut habe): Wenn Kohl und Kartoffeln gar sind, eine Hand voll Kapern zugeben, erhitzen und ziehen, aber nicht mehr kochen lassen.

Fenchelcremesuppe mit Mandelsplittern

1 große gehackte Zwiebel
1 l Gemüsebrühe
1 großer Fenchel, in Scheiben geschnitten
2 große Kartoffeln, in Scheiben geschnitten
schwarzer Pfeffer
gemahlener Koriander
100 g geschlagene Sahne
2 EL goldgelb geröstete Mandelsplitter

Zwiebel ohne Fett anrösten, mit Suppe aufgießen, Fenchel und Kartoffel zugeben und alles weich kochen. Mit dem Mixstab pürieren, mit Pfeffer und Koriander würzen. Mit Sahnehäubchen und Mandelsplitter servieren.

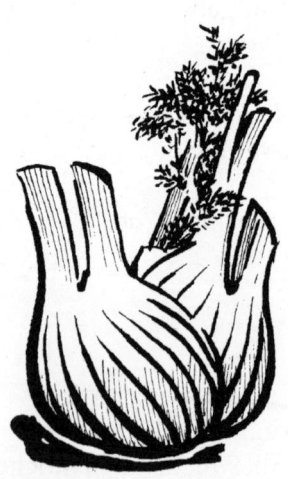

Kürbissuppe

1 Muskat-Kürbis
¾ l Gemüsebrühe
¼ l Milch
1 Schuss Weißwein
Kräutersalz
Pfeffer
Muskat
geröstete Weizenvollkornbrotwürfel

Den Kürbis waschen und so öffnen, dass oben ein schöner
Deckel bleibt. Kürbis aushöhlen und die Kerne entfernen. Das
Fleisch mit Gemüsefond und Milch garen. Im Mixer glatt
pürieren und mit Weißwein, Salz, Pfeffer und Muskat abschmecken. Den Kürbis inzwischen in Alufolie einschlagen und
bei 180° C für etwa 30 Minuten erwärmen. Kurz vor dem
Servieren die Suppe in den Kürbis füllen und erst am Tisch
einschenken. Mit den Weizenvollkornbrotwürfeln bestreuen.

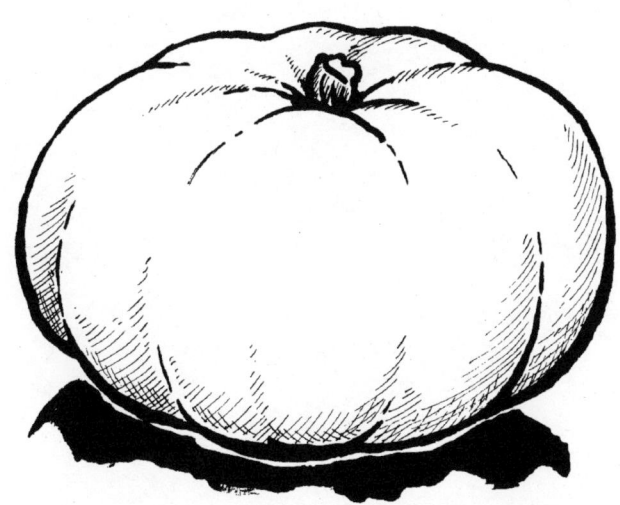

Kresse-Creme-Suppe

2 EL fein gemahlener Dinkel
¾ l Gemüsebrühe
¼ l Milch
Salz
Pfeffer
100 g Sahne
4 – 6 EL fein gehackte Kresse
eventuell 1 Eigelb

Dinkelmehl in einem Topf kurz anrösten, vom Herd nehmen und abkühlen lassen. Mit einem Schneebesen die Gemüsebrühe und die Milch mit dem Dinkel verrühren, aufkochen, mit Salz und Pfeffer würzen, bei schwacher Hitze die Sahne unterziehen und die Kresse dazugeben. Nicht mehr kochen lassen. Eventuell mit 1 Eigelb legieren.

Hauptgerichte

Weiße-Bohnen-Sauerkraut-Topf

300 g weiße Bohnen
1 EL gekörnte Brühe
1 Lorbeerblatt
Thymian
Salbei
Rosmarin
Liebstöckel
1 Zwiebel
2 EL Olivenöl
Paprikapulver
500 g Sauerkraut
Knoblauch
Wacholderbeeren (im Mörser zerstoßen)
⅛ l Sahne
eventuell Kräutersalz
1 Hand voll gehackte Petersilie

Bohnen über Nacht in Wasser einweichen. Am nächsten Tag
mit gekörnter Brühe, Lorbeerblatt und den Kräutern aufsetzen
und 60 Minuten garen. Fein gehackte Zwiebel im Öl andünsten. Paprika darüber stäuben, das grob geschnittene Sauerkraut, Knoblauch und Wacholder zugeben. Kurz
durchschmoren, dann zu den Bohnen geben und vermischen.
Die Sahne zugeben, noch mal erhitzen, eventuell mit Kräutersalz abschmecken. Mit Petersilie bestreut anrichten.

Weiße-Bohnen-Pilz-Topf

300 g weiße Bohnen
1 EL gekörnte Brühe
1 Lorbeerblatt
Thymian
Liebstöckel
Rosmarin
Basilikum
zerstoßener Koriander
Knoblauch
1 Zwiebel
2 EL Olivenöl
250 g Pilze (Champignons oder andere, auch getrocknete)
⅛ l Sahne
Majoran
1 Hand voll Petersilie

Bohnen über Nacht in Wasser einweichen. Am nächsten Tag mit gekörnter Brühe, Kräutern, Gewürzen und durchgepresstem Knoblauch aufsetzen und ca. 60 Minuten garen. Fein gehackte Zwiebel in dem Öl andünsten, in Scheiben geschnittene Pilze zugeben (getrocknete Pilze vorher in Wasser einweichen), kurz weiterdünsten. Alles zu den Bohnen geben. Sahne und Majoran einrühren. Noch einmal erhitzen und durchziehen lassen. Mit gehackter Petersilie bestreut servieren.

Ebenso bereite ich Erbsen, Sojabohnen und Linsen zu. An die Linsen gebe ich noch einen Schuss Rotwein. Sie sollten danach nicht mehr kochen.
Dazu: Kartoffelpüree mit in Butter gedünsteten Zwiebelringen, mit geriebenem Käse bestreut, oder gebackene Kartoffeln, mit einem Klacks saurer Sahne garniert.
Sie können die ganze Angelegenheit auch mit einer Mischung aus saurer Sahne und geriebenem Käse begießen. Butterflöckchen draufsetzen, im Ofen bei 200° C 20 Minuten überbacken.

Brokkoli mit Zitronenbutter

750 g Brokkoli
1 TL Salz
1 l Wasser
125 g Butter
½ TL Honig
1 EL Zitronensaft
1 EL Melissenblätter

Brokkoli in Salzwasser 5 – 10 Minuten garen, abtropfen lassen
und warm stellen. Butter schaumig rühren, Honig, Zitronensaft
und Melissenblätter unterrühren und auf dem Brokkoli schmelzen lassen.

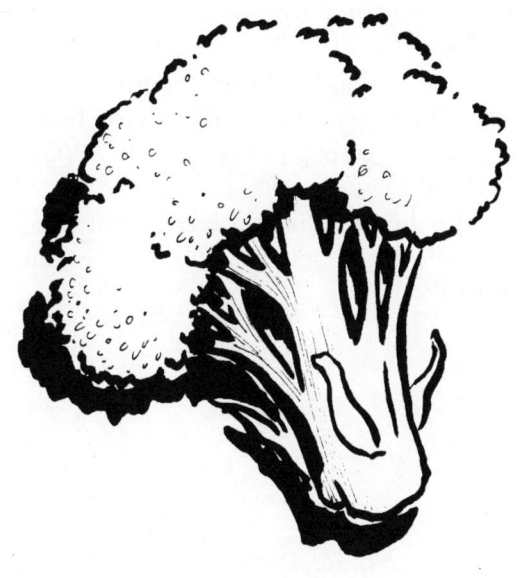

Chinakohlgratin

1 Chinakohl
½ l Gemüsebrühe
Kräutersalz und Pfeffer
Bohnenkraut
Basilikum
gemahlener Koriander
Muskatnuss
Knoblauch
Zitronensaft
1 EL Grünkernmehl
etwas Butter für die Form
3 Eier
1 Becher Sahne
100 g geriebener Käse (Bergkäse)
Curry nach Geschmack
Butterflöckchen

Chinakohl in kleine Stücke schneiden. In der Brühe mit den
Gewürzen und durchgepressten Knoblauch halb garen
(10 Minuten). Zitronensaft und Grünkernmehl unterrühren.
Masse in eine gebutterte Auflaufform füllen. Eier, Sahne,
geriebener Käse und Curry verrühren, über den Chinakohl
gießen. Butterflöckchen draufsetzen, im Ofen bei 200° C
20 Minuten überbacken.
Ebenso delikate Gratins können Sie zubereiten mit Brokkoli,
Bleichsellerie, grünen Bohnen, Schwarzwurzeln, Spinat,
Weiß- und Wirsingkohl.

Lauch-Karotten-Topf mit Grünkernklößchen

250 g Grünkern (grob geschrotet)
½ l Wasser
2 Lorbeerblätter
1 Gemüsebrühwürfel oder 1 EL gekörnte Würze
1 TL Selleriesalz oder getrocknete Sellerieblätter
500 g Lauch
500 g Möhren
3 EL Olivenöl
1 – 2 Tassen Gemüsebrühe
eventuell Kräutersalz
eventuell Knoblauch
Pfeffer
zerlassene Butter
gehackte Petersilie

Grünkernschrot mit Wasser, Lorbeerblättern, Gemüsebrühwürfel und Selleriesalz oder -blättern aufkochen, auf der ausgeschalteten Herdplatte 15 Minuten ausquellen lassen.
Lauch und Möhren in fingergliedlange Stücke schneiden. In Öl unter ständigem Wenden andünsten, Brühe zugeben und das Gemüse knackig garen (10 Minuten); falls zu viel Flüssigkeit vorhanden, abgießen und anderweitig verwenden.
Gemüse eventuell mit Kräutersalz, Knoblauch und Pfeffer abschmecken. Aus der Grünkernmasse mit nassen Händen hühnereigroße Klöße formen, auf das Gemüse legen. Alles noch einmal erhitzen. Vor dem Anrichten mit zerlassener Butter begießen und mit Petersilie bestreuen.

Kartoffel-Gemüse-Krapfen mit Brokkolicreme

500 g gekochte Kartoffeln
1 Ei
1 Eigelb
gekörnte Gemüsebrühe
Kräutersalz
Muskat
1 EL Butter
1 Tasse klein geschnittenes, leicht gedünstetes Gemüse
   (Möhren, Lauch, Mais)
2 EL geriebener Käse
ca. 200 g fein gemahlener Dinkel
Fett zum Braten

Brokkolicreme:
300 g Brokkoli
⅛ l Gemüsebrühe
Muskat
Kräutersalz
100 g Sahne

Die gekochten Kartoffeln noch heiß pellen und zerdrücken.
Mit Ei, Eigelb, Gemüsebrühe oder Kräutersalz, Muskat, Butter,
dem Gemüse, Käse und Dinkel gut vermischen. Kleine Laib-
chen formen und auf beiden Seiten in heißem Fett goldbraun
braten.
Geputzten Brokkoli in Gemüsebrühe kochen, dann pürieren.
Mit Muskat und Kräutersalz abschmecken. Zum Schluss Sahne
zugeben.

Lauch im Käsemantel

500 g Lauch
1 l Gemüsebrühe
Käsescheiben (von einem weichen, würzigen Käse)
Senf
geriebene Muskatnuss
2 EL Sahne
100 g geriebener Käse (Bergkäse)
Butterflöckchen

Lauch in 10 cm lange Stücke schneiden. In die kochende Gemüsebrühe geben und kurz ziehen lassen. Abtropfen lassen. Käsescheiben mit Senf bestreichen und je ein Stück Lauch damit umwickeln. Lauchstücke in eine gebutterte Auflaufform geben, mit Muskat bestreuen, Sahne darüber gießen, Käse darüber streuen und Butterflöckchen draufsetzen. Im Ofen bei 200° C etwa 10 Minuten überbacken.

Lauch auf Feinschmeckerart

4 Lauchstangen
½ Sellerieknolle
2 Möhren
500 g Kartoffeln
½ Wirsing- oder Weißkohl
1 Hand voll Rosenkohl
gehackte Petersilie
1 Zwiebel
Knoblauch
3 EL Olivenöl
Kräutersalz
Muskat
zerstoßener Koriander
Basilikum (frisches zerpflückt, getrocknetes gerebelt)
½ l Gemüsebrühe
2 – 3 EL Parmesan

Lauch in Ringe schneiden, Sellerie und Möhren stifteln,
Kartoffeln in Scheiben schneiden (möglichst ungeschält),
Kohl fein schneiden, Rosenkohl ganz lassen. Petersilie und
Zwiebel hacken, Knoblauch zerdrücken. Alles in dem Olivenöl
andünsten, unter ständigem Wenden die restlichen Zutaten
zugeben und etwa ½ Stunde garen. Noch einmal abschmecken,
mit Parmesan bestreut anrichten.

Sellerieschnitzel

1 große Sellerieknolle oder 2 kleine (geputzt etwa 600 g)
1 l Gemüsebrühe
Kräutersalz
Pfeffer
1 Ei
Vollkornbrösel oder Sesamsamen
Olivenöl zum Braten
Zitronenscheiben

Sellerieknolle schälen und in der Gemüsebrühe garen (etwa 20 Minuten). In ½ cm dicke Scheiben schneiden, mit Kräutersalz und Pfeffer bestreuen. Erst in dem verquirlten Ei wenden, danach in den Bröseln oder in den Sesamsamen. Goldgelb braten und mit Zitronenscheiben servieren.

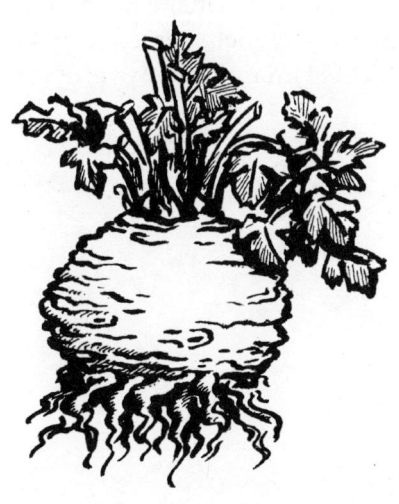

Chinesischer Gemüsetopf

1 Hand voll Trockenpilze
(wenn möglich chinesische, sonst einheimische)
Milch zum Einweichen
2 EL Sojaöl
250 g Möhren
2 rote und 2 grüne Paprikaschoten
1 Dose Sojabohnenkeimlinge (oder selbstgekeimte)
200 g frische Champignons (blättrig geschnitten)
1 Joghurt
Kräutersalz und Pfeffer
2 EL Sojasauce
2 TL Senf
Curry
Honig

Die Trockenpilze eine Stunde in Milch einweichen, Milch
abgießen, Pilze in dem Sojaöl anbraten. Gestiftelte Möhren und
die in Ringe geschnittenen Paprikaschoten hinzugeben. Etwa
10 Minuten weiterdünsten. Übrige Zutaten zugeben (Champignons bleiben roh), erhitzen, aber nicht mehr kochen lassen.
Zu diesem Gemüsetopf können Sie Nudeln servieren oder
Grünkernklößchen (siehe Seite 111) darauf heiß werden lassen.

Selleriescheiben überbacken

1 große Sellerieknolle oder 2 kleine (geputzt etwa 600 g)
1 l Gemüsebrühe
100 g geriebener Käse (Parmesan oder Bergkäse)
Butterflöckchen

Sellerie schälen und in der Gemüsebrühe garen (etwa 20 Minuten). In Scheiben schneiden. Die Scheiben in eine feuerfeste, gebutterte Form legen, mit geriebenem Käse bestreuen und Butterflöckchen draufsetzen. Im Ofen bei 200° C kurz überbacken.
Damit harmoniert ein feines Kartoffelpüree, in das Sie etwa 1 EL Käsewürfel (kräftiger Bergkäse) mischen, mit kurz in Butter gedünsteten Zwiebelringen.

Variante: Die Sellerieknolle kann man, gut gebürstet, auch ungeschält kochen, die Gemüsebrühe schmeckt dann allerdings etwas bitter. Das macht nichts, wenn Sie daraus zum Beispiel eine Kartoffelsuppe zubereiten – für eine Trinkbrühe aber finde ich den bitteren Geschmack zu stark.

Grundrezept Hefeteig

600 g Weizenmehl
350 ml lauwarmes Wasser
1 Würfel Hefe
1 EL Honig
2 TL Meersalz
60 g geschmolzene Butter

Das Mehl in eine Schüssel geben. Die Hefe in Wasser mit Salz und Honig auflösen, dann mit dem Mehl vermischen. Den Teig 10 Minuten kräftig kneten, bis er Blasen wirft und sich vom Schüsselrand löst. Den Teig dann 15 Minuten zugedeckt ruhen lassen und nochmals kurz durchkneten. Danach nach Rezept weiterverarbeiten

Gemüsestrudel

etwa 750 g Gemüse nach Vorrat:
  Blumenkohl, Brokkoli, Möhren, Kohl
1 Zwiebel
2 – 3 EL Olivenöl
Kräutersalz
Pfeffer
Muskat
1 Rezept Hefeteig (siehe voriges Rezept)
3 Eier
3 EL Sahne
100 g geriebener Käse (Parmesan, Emmentaler, Bergkäse)
1 Eiweiß
1 Ei
1 EL Milch

Gemüse zerkleinern, je nach Art: Blumenkohl und Brokkoli in Röschen, Brokkolistängel in Stücke schneiden, Möhren stifteln, Kohl fein schneiden usw. Die Zwiebel in Öl andünsten, Gemüse dazugeben und unter ständigem Wenden knackig garen. Mit Kräutersalz, Pfeffer und Muskat abschmecken. Hefeteig auf einem bemehlten Küchentuch dünn ausrollen, das abgekühlte Gemüse darauf verteilen (Ränder freilassen). Eier und Sahne verquirlen, mit Kräutersalz und Pfeffer würzen und auf das Gemüse verteilen. Käse darüber streuen, die Teigränder mit dem verquirlten Eiweiß bestreichen, einschlagen und mit Hilfe des Küchentuches eine Rolle formen. Das Ei und die Milch verquirlen und den Strudel damit bepinseln. Im Ofen bei 200° C 30 – 40 Minuten backen.
Mit Sahne-Joghurt-Knoblauch-Sauce (siehe Seite 103) servieren.

Griechische Gemüsepfanne

500 g Auberginen
500 g Zucchini
500 g Kartoffeln
500 g Paprikaschoten
1 kg Tomaten
Kräutersalz
Pfeffer
3 Zwiebeln
3 EL gehackte Petersilie
1 Hand voll frische Basilikumblätter (oder 1 TL getrocknete)
1 EL gehackter Dill (oder 1 TL getrockneter)
5 Knoblauchzehen
4 EL Olivenöl
3 EL Wasser

zum Garnieren:
Basilikumblättchen und dünne Zitronenscheiben

Auberginen und Zucchini in 2 cm dicke Scheiben, gebürstete
ungeschälte Kartoffeln in 1 cm dicke Scheiben schneiden,
entkernte Paprika grob würfeln. Die Hälfte der Tomaten
überbrühen, abziehen und in Scheiben schneiden. Das Gemüse
grob miteinander vermischen, mit Kräutersalz und Pfeffer
würzen und in eine gebutterte Auflaufform schichten.
Gehackte Zwiebeln und Kräuter sowie den durch die Presse
gedrückten Knoblauch darüber streuen. Restliche Tomaten in
Scheiben schneiden und auf dem Gemüse verteilen. Öl und
Wasser darüber gießen, mit Kräutersalz bestäuben. Im Ofen
bei 170° C 90 Minuten backen.
Mit frischen Basilikumblättchen und dünnen Zitronenscheiben
garniert servieren.

Grünkernknödel

250 g Grünkern (grob geschrotet)
½ l Wasser
2 Lorbeerblätter
1 Gemüsebrühwürfel oder 1 EL gekörnte Würze
1 TL Selleriesalz oder getrocknete Sellerieblätter
2 Eier
1 TL Senf
Pfeffer
1 TL Paprikapulver edelsüß
4 TL gerebelter Majoran
2 Knoblauchzehen (zerquetscht)
1 EL Sojasauce

zum Servieren:
geriebener Käse und zerlassene Butter

Grünkernschrot mit Wasser, Lorbeerblättern, Gemüsebrühwürfel und Selleriesalz oder -blättern aufkochen, auf der ausgeschalteten Herdplatte 15 Minuten ausquellen lassen. Unter die ausgekühlte Masse alle anderen Zutaten rühren. Mit nassen Händen Knödel formen. Die Knödel in kochendes Salzwasser geben und 10 Minuten darin ziehen lassen. Gut abgetropft auf einer Platte anrichten, mit geriebenem Käse und zerlassener Butter servieren.

Vollkornspätzle auf Salatbett

Spätzle:
200 g Dinkel- oder Weizenmehl
100 g Grieß
40 g feiner Dinkel- oder Weizenschrot
4 Eier
1 TL Salz
Muskat
eventuell Butter zum Braten

Salatbett:
2 Chicoréestauden
1 Kopf Blattsalat nach Wahl

zum Bestreuen:
100 g geriebener Emmentaler
1 EL gehackte Petersilie

Aus Dinkel- oder Weizenmehl, Grieß, Dinkel- oder Weizenschrot, Eiern, Salz und Muskat einen zähflüssigen Spätzleteig herstellen. Den Spätzleteig gut durchkneten. Dann den Teig mit einem Messer vom Brett in kochendes Salzwasser schaben oder aber mit einem Spätzlehobel hineinhobeln. Spätzle kurz aufkochen, herausnehmen und abtropfen lassen.
Kurz vor dem Servieren in etwas Butter anbraten. (Man kann die Spätzle auch einige Zeit im lauwarmen Wasser stehen lassen, damit sie so lange warm bleiben, bis die Chicoréeblätter und der zerrupfte grüne Salat auf 4 Tellern angeordnet sind. Das spart Fett!)
Chicoréeblätter und gewaschene Salatblätter auf 4 Teller dekorieren. Die heißen Spätzle in die Mitte jeden Tellers geben und mit Käse und der Petersilie bestreuen. Sofort servieren.

Desserts

Avocadocreme

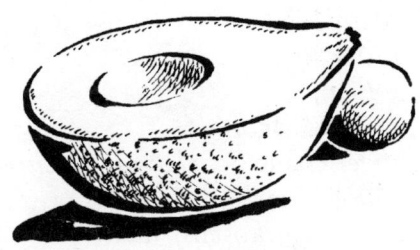

1 Avocado
Saft von 1 Zitrone
2 EL Blütenhonig
1 Prise Zimt
200 g geschlagene Sahne
4 Orangenscheiben
4 Cocktailkirschen

Das Fruchtfleisch der Avocado mit Zitronensaft, dem Honig und Zimt pürieren. Die geschlagene Sahne darunter ziehen, in 4 Portionsgläser füllen und jeweils mit einer Orangenscheibe und einer Cocktailkirsche dekorieren.

Birnen mit Roquefort gefüllt

4 Birnen
100 g Roquefort
125 g Sahne
Kräutersalz
frisch gemahlener Pfeffer
Walnüsse

Birnen halbieren, Kerngehäuse herausschneiden. Roquefort mit Sahne, Kräutersalz und Pfeffer schaumig rühren. Auf jede Birnenhälfte ein Roqueforthäufchen setzen und mit 2 halben Walnüssen garnieren.

Hirse-Aprikosen-Auflauf

½ l Milch
1 Prise Salz
1 Vanilleschote
200 g Hirse
100 g Butter
3 Eier
3 – 4 EL Honig
abgeriebene Schale von ½ Zitrone
250 g Quark
250 g Aprikosenspalten
4 EL Mandelblättchen
20 g Butterflocken

Milch mit Salz und der aufgeschlitzten Vanilleschote aufkochen. Hirse dazugeben und etwa 40 Minuten bei ganz
schwacher Hitze quellen lassen. Butter, Eier und Honig
schaumig rühren, Zitronenschale und Quark zufügen und mit
der Hirse vermischen. Die Hälfte der Masse in eine Auflaufform geben, die Aprikosen darauf verteilen, den restlichen
Hirsebrei auf die Aprikosenspalten streichen. Mit Mandelblättchen und Butterflocken bestreuen und bei 200° C
ca. 30 – 40 Minuten backen.

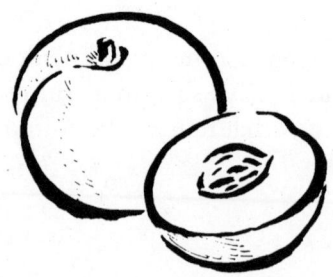

Topfenpalatschinken

Dinkelteig:
2 Eier
1 Tasse Milch
½ Tasse Wasser
1 TL Honig
1 Prise Salz
150 g Dinkelmehl
Butter zum Backen

Füllung (Quarkcreme):
100 g Butter
3 EL Honig
½ TL Vanille
2 Eigelb
1 TL Zitronensaft
abgeriebene Schale von ½ Zitrone
500 g Sahnequark

Für die Füllung die Butter mit Honig und Vanille schaumig
rühren, die restlichen Zutaten untermischen.
Die Zutaten für den Dinkelteig verrühren, Butter in einer
Pfanne zerlassen und ca. 12 dünne Palatschinken backen.
Mit der Quarkcreme bestreichen und zusammenrollen.
Eventuell im Backofen für kurze Zeit warm stellen.

Kastanieneis

200 g geschälte Kastanien
¼ l Milch
2 Eigelb
1 EL Kleehonig
125 g Sahne
1 Messerspitze Vanillemark

Kastanien in der Milch weich kochen, anschließend im Mixer pürieren, bis eine sehr glatte, sämige Masse entstanden ist. Eigelb mit Honig schaumig aufschlagen. Die Kastanienmilch mit Sahne und Vanille erhitzen, die Eimasse dazugeben und unter Rühren kurz aufwallen lassen, bis etwas Bindung entsteht. Masse abkühlen lassen und in der Eismaschine zu Eis rühren.

Sollten Sie keine Eismaschine haben, können Sie die Masse auch im Tiefkühlgerät gefrieren lassen. Dann aber alle 20 Minuten herausnehmen und mit einem Schneebesen die gefrorene Masse vom Schüsselrand nach innen in die meist noch flüssige Masse rühren. Nur so entstehen kleine Eiskristalle und das Eis wird cremig.

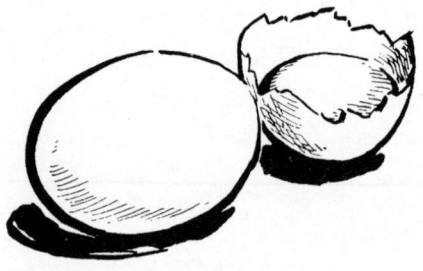

Haselnussbiskuitroulade

Nussbiskuit: 5 Eier
125 g Honig
Saft von ½ Zitrone
1 Prise Salz
160 g fein gemahlener Weizen oder Dinkel
1 TL Backpulver
50 g geröstete, geschälte oder geriebene Haselnüsse
etwas Butter für die Form

Creme: 50 g naturhartes Kokosfett
250 g Butter
50 g Akazienblütenhonig
3 Eiweiß
70 g heller Ahornsirup oder Akazienblütenhonig
40 g Haselnussmark
200 g Sahne
1 Banane
1 Hand voll Beeren zum Dekorieren

Eier mit Honig, Zitronensaft und Salz verrühren. Mehl mit
Backpulver und geriebenen Haselnüssen vermengen, unter die
cremig-schaumige Eiermasse mischen. Auf ein mit gebuttertem
Pergamentpapier ausgelegtes Backblech 1 cm dick streichen.
Bei 190° C im vorgeheizten Backofen ca. 10 – 12 Minuten
backen. Nussbiskuit dann einrollen.
Für die Creme das Kokosfett schmelzen (nicht heiß werden
lassen), Butter und Honig dazugeben. Mit dem Schneebesen zu
einer flaumigen Creme rühren. Eiweiß mit dem Ahornsirup
oder Honig zuerst warm, dann im Kaltwasserbad fest schlagen.
Nussmark unter die flaumige Buttercreme rühren. Die Schaum-
masse vorsichtig unterheben. Die Creme auf den ausgekühlten,
wieder ausgerollten Biskuit streichen und diesen vom Papier
weg einrollen. In Pergamentpapier gewickelt in das Kühlfach
stellen. Nach einer Stunde aufschneiden. Mit geschlagener
Sahne, Bananenscheiben und Beeren dekorieren.

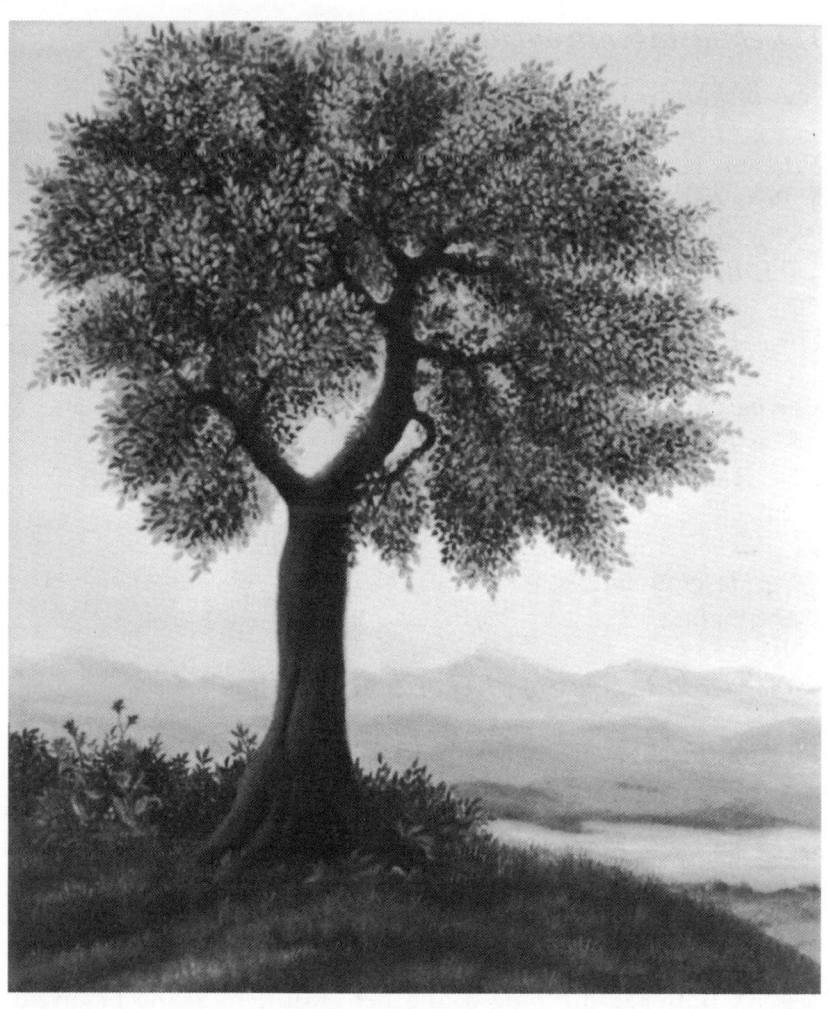

Ebenso wichtig:
Innere und äußere Harmonie

Lebensbejahung

Wie durch Freundschaften das Vertrauen zu unseren Mitmenschen wächst, so wächst durch das Vertrauen zu unseren inneren Kräften unser Heilsein. Wer sich Gesundheit wünscht, darf der Krankheit keine Aufmerksamkeit schenken. Solange wir uns in unserer Vorstellung gesund und vital sehen, haben wir teil am Heilquell der Welt. Das sind keine leeren Worte, sondern nachvollziehbare Erfahrungen. Die unentwegte, verdrießliche Beschäftigung mit den schlimmen Auswirkungen einer Krankheit macht uns zu Problemfällen. Es ist gefährlich, die eigenen Wehs und Achs zu hätscheln, weil wir damit unserer Krankheit gestatten, uns nicht nur körperlich, sondern auch seelisch zu vereinnahmen. Im ersten unerträglichen Schmerzstadium allerdings hilft nur der Gedanke, dass es vorübergeht. »Es dauert alles nur ganz kurze Zeit ...« *(Nela).* Seitdem ich wieder verschiedene Arbeiten verrichten kann, wie malen und am Computer schreiben – ja auch früher schon, als ich wieder schlafen und längere Zeit schmerzfrei sitzen konnte –, steigt in mir häufig ein Glücksgefühl auf, und ich fühle eine tiefe Dankbarkeit für meinen Körper, der so tapfer reagiert. Diese geheimnisvollen Kräfte können nur wir selbst mobilisieren. Wir müssen unseren Beitrag zur Gesundung leisten. Blindlings einem Arzt oder einer Heilpraktikerin zu vertrauen und alles von außen zu erwarten, ist ein Zeichen von Schwäche und Furcht. Eine gute Ärztin kann uns beim Gesundwerden helfen, aber sie kann uns nicht heilen.
Heute setzt sich jedoch bei vielen Ärzten (langsam aber sicher) die Erkenntnis durch, dass der Mensch nicht wie eine Maschine funktioniert, daher auf mechanische Weise auch nicht zu reparieren ist. Wir sind nicht nur Organismen mit chemisch-biologi-

schen Stoffwechselfunktionen, bei deren Versagen Krankheiten auftreten. Den Körper abzuhorchen, abzuklopfen, zu durchleuchten und auf alle Arten zu messen, genügt nicht. Wäre das alles, dann hätte der russische Kosmonaut Recht, der seinen Atheismus damit begründet, ihm sei auf seiner Reise durchs Weltall kein alter Mann mit Bart begegnet. Der Mensch ist das Bindeglied zwischen Seele, Geist und Materie, und kein wirklicher Arzt wird Geist und Seele des Menschen ausklammern oder negieren, weil bei seinen Untersuchungen keine Seele »auffällig« geworden ist.

Jeder Mensch ist anders. Wir haben eine unterschiedliche Vergangenheit und reagieren verschieden auf die Umwelt und unsere Mitmenschen. Denken wir nur an die Gegensätze zwischen introvertierten und extravertierten Typen.

Jedes Leben will auf ganz besondere Weise gelebt werden, wie auch jeder gute Handwerker und Techniker, jede Lehrerin oder Wissenschaftlerin den eigenen Beruf auf ganz spezielle Art ausübt. Diese unendliche Vielfalt ist eines der großen Wunder unserer Welt. Machen wir uns nicht abhängig von irgendeinem modernen Propheten. Holen wir uns unsere Kräfte aus der Natur, der Sonne, den Wolken, Sternen, Bergen und Wäldern. Wenden wir uns lieben Menschen, Kindern, Tieren, Blumen und Steinen zu. Sie alle haben uns viel zu sagen. Sich diesen Kräften gelassen und heiter zu öffnen, ist bereits ein großer Schritt zur Selbstheilung.

Wir sind beseelte Wesen mit Willens- und Einbildungskraft, Vernunft und gesundem Menschenverstand, und wir glauben fest daran, dass wir uns bei körperlichen und seelischen Leiden selbst helfen können. Haben wir den aufrichtigen Wunsch, unser Leben zu verändern und neu einzurichten, wird uns ganz von selbst, oft von unerwarteter Seite, Hilfe zuteil. Wir werden hellhöriger und nehmen manches wahr, das wir vorher nicht beachtet hatten. Es erreichen uns die richtigen Bücher, die richtigen Menschen, und schließlich kommen auch die rechten Einsichten. Jedes Wünschen, jedes intensive Denken zieht unsichtbare Kräfte an, die uns beistehen. Je nach der moralischen Qualität unserer

Wünsche und Gedanken werden sie uns zum Segen oder zum Verderben. Wer sich gesund und kräftig werden sieht, wird es werden, und wer sich schwächer und hinfälliger werden sieht, wird es werden. Je ausgeprägter das Idealbild ist, das wir uns von unserem wünschenswerten Zustand entwerfen, und je positiver und stärker wir daran denken, desto größer sind auch unsere Chancen, aus einem Tief herauszukommen und uns diesem Bild anzunähern. Voraussetzung dafür ist, dass wir diese Idealvorstellung konsequent im Auge behalten und auf sie hinarbeiten.

Natürlich sind nicht alle Tage gleich. Es gibt helle und dunklere Tage und Stunden. Ich denke jedoch niemals: Wie bin ich elend, wie bin ich schwach, sondern: Bald werde ich wieder stark sein, bald geht es mir wieder gut! Was wir am häufigsten, am ausdauerndsten denken, das werden wir schließlich auch sein.

Wir sollten es auch nie darauf anlegen, Gegenstand von Mitleid zu sein, um umsorgt zu werden, so angenehm das mitunter auch sein mag. Mitleid hält nicht an; früher oder später verwandelt es sich in Ungeduld, vor allem, wenn besorgte Menschen sehen, dass wir gar keine Besserung anstreben, sondern uns einfach fallen lassen. Strahlen wir dagegen Zuversicht aus und glauben fest an unsere Heilung, so überträgt sich dies auf unsere Umgebung und multipliziert die Möglichkeit zu gesunden.

Prentice Mulford, der große Lebenslehrer, sagte einmal: »Heilungen sind ebenso ansteckend wie Erkrankungen. Man erwischt Gesundheit wie die Masern!«

Seltsam muten mich Gespräche mit Menschen an, für die es offenbar keine einfachen Antworten und Problemlösungen gibt. Alles erscheint ihnen ungeheuer schwierig, alle Abläufe, seien sie geistiger, seelischer oder körperlicher Natur, sind für sie äußerst kompliziert. Sie finden es geradezu absurd, in geistig-seelisch-körperlichen Zusammenhängen zu denken und eine Sache ganzheitlich zu sehen. Das Ergebnis: Bei Leiden, die sich aus dem seelischen Bereich in den körperlichen transponieren, erwarten sie materielle Hilfe, möglichst in Form von Medikamenten. Es geht ihnen nicht darum, ihre Krankheit ursächlich auszuheilen, sie wollen vielmehr nur von schmerzhaften Symptomen befreit sein, und zwar möglichst sofort. Um dann weiterzumachen wie bisher.

Geschehen Zusammenbrüche im körperlichen Bereich, nehmen sie lieber Siechtum, Elend und schwere Behinderungen hin, als den Dingen auf den Grund zu gehen. Es fehlt ihnen jede Zuversicht, dass vieles, selbst Abnützungserscheinungen, sich wieder in erträgliche Grenzen bringen lassen. Allerdings gehört dazu natürlich der Wunsch, sich selbst erforschen zu wollen, sowie auch ein Stück Vertrauen in die eigenen inneren Kräfte.

Da falsches Denken und falsches Tun die eigentlichen Ursachen vieler Krankheiten sind, ist die gründliche Gewissenserforschung eine Voraussetzung zur Gesundung. Edward Bach gibt Hinweise, wie einzelne Symptome zu werten sind: Atembeschwerden deuten an, dass man sich eingeengt fühlt, dass man nicht den Mut hat, das Richtige zu tun, und in Verhältnissen lebt, die einem »die Luft wegnehmen«. Herzbeschwerden verweisen auf Mängel oder Übertreibungen in sexueller Hinsicht. Versagt die Hand, machen wir Fehler in unserem Handeln; versagen die Füße, wissen wir nicht recht, wie es weiter gehen soll, oder wir versäumen es, anderen beizustehen. Für alle, die in ihrer Beweglichkeit gehemmt sind – also auch für uns – gilt, darüber nachzudenken, ob wir für andere vielleicht ein Hemmnis in ihrer Entwicklung sind.

Solche Fragen an unsere Charaktereigenschaften sind sehr aufschlussreich und beachtenswert. Den Arzt interessiert das alles kaum, denn er hat ja auch nicht die Zeit, um mit uns Gewissensforschung zu betreiben. Das müssen wir schon selber tun, um dann entsprechende Korrekturen vorzunehmen. Auf diese Weise kommt es uns immer deutlicher zu Bewusstsein, dass Krankheit ein Ausdruck gestörter Harmonie zwischen Seele und Körper ist.

Voraussetzung zur Heilung sind also richtiges Denken und Tun. Um zu erfahren, was für uns richtig ist, lernen wir, auf unsere innere Stimme zu hören. Ob wir sie nun Gottesstimme oder anders benennen, ist unwichtig, es kommt lediglich darauf an, dass wir vertrauensvoll befolgen, was sie uns rät, vor allem, wenn es darum geht, alte Gewohnheiten und festgefahrene Grundsätze zu verändern. Anders lautende Meinungen von Verwandten und Freunden dürfen uns nicht irritieren. Schützen sollten wir uns auch vor Klatsch und Tratsch, denn nichts ist einer Genesung abträglicher als der Sumpf kleinlicher Bösartigkeiten. Schadenfreude, Querelen und Neid sind ein Magnet für Fehlschläge, Krankheiten und die so genannten »unverschuldeten Unglücksfälle«. Mutlose, kraftlose Menschen, die ständig dem nächsten Unglück entgegenzittern, oder solche, die nur von ihren Krankheiten reden, von ihren chronischen Kopfschmerzen, ihren Magen-, Herz- und Galleleiden, verbauen sich jede Chance auf Besserung.

Üben wir uns in Geduld! Sobald wir mit dem Schicksal hadern, weil der Heilungsprozess zu langsam voranschreitet, zögern wir ihn erst recht hinaus. Unsere Genesung hängt im hohen Maße von lebensbejahenden Einstellungen ab. Sich mit anderen zu freuen, also »Mitfreude« zu empfinden, ist ein Gefühl, das unser Leben bereichert, vor allem dann, wenn unsere Tage nicht gerade sorgenfrei sind und wir wenig Grund haben, über unsere eigene Verfassung beglückt zu sein.

Das Leben hat uns mittlerweile gelehrt, dass wir zwischen den Polen *Freud/Leid, hell/dunkel, gut/böse* immer hin- und herpendeln. Wenn wir auch noch lernen, liebevoll mit uns selbst umzugehen (und das sollten wir unbedingt!), dann gelingt es uns auch, Freude zu verströmen und mit der Welt Frieden zu halten. Von allem, was wir für andere tun, bleibt ein Teil für uns zurück, im Guten wie im Bösen.

Seien wir hellhörig unserer inneren Stimme gegenüber. Vielleicht sind nur geringfügige Änderungen in unserer Lebensweise notwendig, eine neue Sicht, eine andere Einstellung zu alltäglichen Dingen – etwas, das man Herzensbildung nennt. Alle unsere Möglichkeiten für ein besseres und gesünderes Leben wurzeln letztlich in unseren eigenen Bemühungen.

Jeder ungeordnete Geist wird sich selbst zur Strafe, sagte Augustinus. Und analog dazu gibt es die Geschichte vom Regenmacher. Dadurch, dass er sich selbst in Ordnung (Harmonie) brachte, kam auch seine nähere Umwelt wieder ins Gleichgewicht, und nach jahrelanger Dürre und Trockenheit setzte endlich der befreiende, erlösende Regen ein.

Grundgebot für eine Gesundung ist die Bereitschaft, eine als falsch erkannte Lebenseinstellung ändern zu wollen. Seien wir offen und ehrlich uns selbst und anderen gegenüber, und zwar ohne zu urteilen oder zu verurteilen. Sobald wir im Einklang mit uns selber sind, wird alles um uns herum einfach und überschaubar. Lernen wir trotz allem, uns auf Zuneigung uns selbst und anderen gegenüber einzulassen. Gesundheit braucht Lebensfreude, und wenn wir die Freude nicht verlieren, geht uns auch die Liebe nicht verloren.

Bewusst atmen

Mit dem Atem beginnen wir dieses Leben, und mit dem letzten Atemzug verlassen wir es auch. Wir sind »Luftgeschöpfe«, sagt Hufeland – ohne Luft, ohne Atem haben wir kein Leben.

Wir können wochenlang existieren, ohne zu essen, tagelang, ohne zu trinken, doch kaum fünf Minuten, ohne zu atmen. Wir atmen aber nicht nur Sauerstoff ein, sondern gleichzeitig auch Lebenskraft. Je tiefer wir atmen, umso leichter fällt uns das Denken, denn Atmen und Denken beeinflussen einander. Im Griechischen deutet das Wort *Pneuma* auf diese Zusammenhänge hin, denn es steht für »Atem« und für »Geist«.

Tiefer, gelöster Atem zeigt, dass wir uns wohlfühlen, sei es in freier Natur, sei es im Beisein lieber Menschen, sei es beim Anhören unserer Lieblingsmusik. Wir fühlen uns frei und erlöst, Brust und Bauch weiten, heben und senken sich. Im Gegensatz dazu kennen wir alle die Benommenheit und Dumpfheit, die uns zum Beispiel bei starkem Schnupfen befällt, bei üblen Gerüchen, in verrauchten Lokalen oder auch bei seelischen Erschütterungen, Schmerz und Angst. Dann wird die Brust eng, unser Atem fließt nicht mehr, und wir bekommen zu wenig Luft – uns bleibt sprichwörtlich »die Luft weg«.

Die heutige Zeit mit ihrer übergroßen Betriebsamkeit, mit Alltagshast, Lärm und Umweltbelastungen zehrt an unseren Nerven, und es gibt kaum noch Gegenden, in denen eine gesunde Vollatmung möglich wäre. Wir sind zu »Kurzatmern« geworden, und darin liegt für uns nicht nur ein körperliches, sondern auch ein seelisches Problem. Das Kurzatmen erfasst beim Atemvorgang nur die Brust und die oberen Lungenteile. Asthma, Darmträgheit und Lungenkrankheiten können die Folge sein, desgleichen launenhafte Gemütszustände wie Gereiztheit, Verbitterung oder Depressionen, die unter Umständen wiederum zu körperlichen Symptomen wie Magengeschwüren oder Gallensteinen führen. Ein unseliger Kreislauf!

Das Leben ist ein ständiger Wechsel von Licht und Schatten, von Erfolg und Misserfolg, von Beglückungen und Enttäuschungen. Viele Menschen scheitern, weil ihnen der nötige Auftrieb und die nötige Ausdauer fehlen, um sich aus den Tiefs immer wieder zu erheben. Es fehlt ihnen der lange Atem: Ihm »ist der Atem ausgegangen«, heißt es. Ob wir versagen oder erfolgreich sind, hängt von unserer inneren Haltung ab; die aber ist eng mit der Art und Weise verbunden, wie wir atmen.

Kinder, Tiere und einige wenige naturverbundene Menschen atmen von Natur aus richtig. Wir anderen müssen das Atmen erst wieder erlernen, indem wir uns zunächst vergegenwärtigen, was wir falsch machen und dann damit beginnen, richtiges Atmen zu üben. Dafür werden wir belohnt, denn weder bei körperlichen, noch bei geistigen Anstrengungen wird uns in Zukunft »der Atem ausgehen«. Übrigens sind wir nie zu alt oder zu schwach, um das richtige Atmen zu erlernen. Wir müssen uns nur von eingefahrenen Gewohnheiten und Zwängen befreien, mit denen wir uns selbst versklaven.

Wie viel Zeit wir für Fernsehen, Telefonate, Plaudereien und Ähnliches aufwenden! Da werden wir doch noch wenige Minuten für die »notwendigen« Übungen aufbringen. Die Ausrede: »Dafür habe ich zu wenig Zeit« darf dort, wo es um unsere Gesundheit geht, nicht gelten. Wer nicht bereit ist, für die Besserung des eigenen Befindens selbst etwas zu tun, wer lieber alles beim Alten belässt, fällt schließlich sich selbst und anderen zur Last. Dass isometrische Übungen unverzichtbar sind, weiß ich aus eigener Erfahrung. Wenn ich darüber hinaus Atem- und Tiefenentspannungsübungen empfehle, dann deshalb, weil ich deren heilsame Wirkungen auf den ganzen Organismus erprobt habe. Blutkreislauf, Herztätigkeit, das Nervensystem, aber auch Gedächtnis und psychisches Wohlbefinden werden gefördert, verbessert und angeregt. Versuchen Sie, die Atemübungen einige Wochen lang konsequent durchzuhalten, und machen Sie selbst »die Probe aufs Exempel«!

Die beste Zeit für unsere Übungen ist der frühe Morgen, kurz nach dem Erwachen, bei entspanntem Körper und in seelischer Gelassenheit. Nur in entspanntem Zustand, in der richtigen Haltung und mit freier Nase können wir bewusst atmen. Die Einatmung wirkt kräftigend, Ausatmung und Atempause beruhigen das Nervensystem.

Sie haben sich entspannt, liegen flach auf dem Rücken, schließen die Augen, konzentrieren sich auf die Nasenspitze und atmen drei Minuten lang bewusst ein und aus:
- Zuerst tief ausatmen! Ziehen Sie den Bauch fest ein, so als wollten Sie den Nabel gegen die Wirbelsäule drücken.
- Ziehen Sie die Luft in einem langsamen, gleichmäßigen Strom etwa vier Sekunden lang durch die Nase ein. Legen Sie dabei Ihre Hände zur Kontrolle leicht auf den Leib und fühlen Sie, wie der Unterleib sich vorwölbt.
- Atmen Sie dann etwa sechs Sekunden lang wieder durch die Nase aus, und drücken Sie den Leib langsam zurück. Versuchen Sie dabei, die Lunge ganz zu entleeren.
- Nach dem Ausatmen machen Sie eine Atempause von einigen Sekunden, bis sich das Einatmen ganz locker von selbst wieder einstellt.

Diese Atmungsweise bewirkt gleichzeitig eine wohltuende, verdauungsfördernde Massage der Bauchwände. Man nennt sie Zwerchfellatmung. Das Zwerchfell ist nicht nur der bedeutendste Muskel unseres Körpers, sondern auch unser wichtigster Atemmuskel. Bei der Einatmung wölbt er den Bauch nach vorn und dehnt gleichzeitig den ganzen unteren Brustteil nach den Seiten und dem Rücken zu aus.

Besonders gesund sind Atemübungen im Freien oder auch vor dem geöffneten Fenster: Sie stehen aufrecht, lassen die Arme locker herabhängen, halten den Kopf gerade, das Kinn leicht angezogen und blicken geradeaus. Der Körper muss entspannt, die Wirbelsäule fest und aufrecht bleiben. Balancieren Sie das Gewicht des Körpers auf den Fußballen, so dass Sie leicht vor- und zurückschwingen können. (Nicht auf den Fersen stehen!) Auch der Atemrhythmus ist zu beachten! Ein- und Ausatmung müssen leicht und locker geschehen. Einer kräftigen Einatmung folgen eine etwa anderthalbmal so lange leise, zügige Ausatmung und eine Atempause von einigen Sekunden in ganz entspannter Haltung. Atmen Sie etwa drei Minuten lang, und konzentrieren Sie sich ganz auf diesen Vorgang. Lassen Sie alles ganz zwanglos geschehen!

- Zuerst tief ausatmen (Nabel gegen Wirbelsäule drücken).
- Dann so tief durch die Nase einatmen, dass sich nicht nur die Brust hebt, sondern auch der Unterleib ausdehnt.
- Langsam und leicht durch die Nase ausatmen.
- Atempause halten. (Immer nach dem Ausatmen!)

Sehr angenehm ist auch folgende Wechselatmung, die Sie im Sitzen machen können. Sie sitzen mit aufrechter Wirbelsäule, die Beine nebeneinander stehend, das Kinn leicht an die Brust gezogen:

- Drücken Sie mit dem Daumen der rechten Hand den rechten Nasenflügel leicht zu und atmen links ein.
- Mit dem Zeigefinger schließen Sie nun das linke Nasenloch und atmen rechts aus.

- Nun atmen Sie rechts ein, schließen dann mit dem Daumen wiederum die rechte Nasenseite, um links auszuatmen.
- Atmen Sie wieder bei geschlossenem rechten Nasenflügel durch die linke Seite ein.

Wiederholen Sie auf diese Weise das Aus- und Einatmen durch jeweils die gleiche Nasenhälfte einige Minuten lang. Beachten Sie den Zweistunden-Zyklus des Atemstroms, wodurch sich einmal leichter durch den linken, einmal leichter durch den rechten Nasenflügel atmen lässt! Bauen Sie diese Atemübungen möglichst zwei- bis dreimal täglich in Ihren Tagesablauf ein. Wer richtig atmet, hat bereits einen wesentlichen Beitrag zur Entwicklung der dem Menschen innewohnenden schöpferischen Kräfte geleistet. Paracelsus sagt: Nicht die Heilmittel, sondern die Heilkräfte bieten dem Kranken die Möglichkeit zur Selbstheilung. Und eine dieser Heilkräfte ist die Atmung.

Tiefentspannung

Sich entspannen heißt nicht, sich mit Fernsehen ablenken, Freundinnen und Freunde treffen, ein Buch lesen, eine Reise antreten oder Besuche machen. Tiefentspannung heißt, sich in sich selbst zurückziehen, sich besinnen – alles loslassen, was uns bedrückt, unsere Ängste und unseren Alltag, ebenso Unruhe und Hast.
Das klingt einfacher, als es ist. Unser Gehirn überflutet uns mit Phantasien und Bildern. Sinneseindrücke bestürmen uns unentwegt, einem surrenden Bienenschwarm vergleichbar. Zu den eigenen Gedanken, Sorgen und Problemen gesellen sich alle unverarbeiteten Eindrücke des Tages wie Neuigkeiten oder sensationsträchtige Medienberichte. Oft lassen auch die eigene Unaufgeräumtheit und Geschäftigkeit unser Gehirn nicht zur Ruhe kommen, und es erscheint uns nahezu unmöglich, einfach nur ganz gelassen »bei sich selbst zu sein«.
Da es für Ungeübte schwer ist, Gedanken abzuschalten, müssen wir sie in eine bestimmte Richtung lenken. Dadurch versuchen

wir, sie auf unseren Körper und seine Funktionen zu konzentrieren. So gelingt es uns, die lärmende Welt draußen zu lassen.

Machen Sie folgende Übung möglichst morgens nach der Atemübung und abends nach dem Zubettgehen mindestens acht Minuten lang:
Sie liegen flach auf dem Rücken, nehmen eventuell ein dünnes Kissen unter den Kopf und neigen das Kinn leicht zur Brust. Die Arme liegen vom Körper entfernt, berühren ihn also nicht. Schließen Sie die Augen und sprechen Sie leise: Ich bin entspannt, mein Körper ist ganz locker.
Denken Sie nun an Ihre Arme: Meine Arme liegen ganz ruhig und werden immer schwerer und schwerer. Auch meine Hände lockern sich.
Denken Sie an Ihre Finger: Die Daumen liegen ganz ruhig, jeder einzelne Finger wird angesprochen, sich zu lockern und schwer zu werden. Atmen Sie tief ein; mit jedem Ausatmen fühlen Sie, wie Ihre Arme und Hände schwerer und schwerer werden und dabei immer tiefer in die Unterlage einsinken.

Versuchen Sie mehrere Tage lang, nur Arme und Hände zu entspannen, so lange, bis Sie ein leises Prickeln verspüren und Arme und Hände bleischwer neben Ihrem Körper liegen.
Dehnen Sie die Übungen dann auch auf die Füße aus. Die Füße sollten etwa 30 cm voneinander entfernt sein. Atmen Sie mehrere Male tief aus. Besprechen Sie zuerst den rechten Fuß so lange, bis er ganz locker und schwer wird; dann folgen Sohle, Ferse und Zehen, bis sie sich völlig entspannen. Besprechen Sie danach den linken Fuß; fühlen Sie ihn schwerer und schwerer werden und lassen Sie ihn tief in die Unterlage einsinken.

Nach einigen Tagen, wenn Arme, Hände und Füße schon mühelos schwer werden und angenehm prickeln, beginnen Sie, Waden, Knie und Schenkel zu besprechen.
Fordern Sie jeden Muskel auf, sich zu lockern und schwer zu werden, bleischwer. Gehen Sie dann dazu über, die Brust zu ent-

spannen, die Schultern, den Hals und den Kopf. Denken Sie sich Ihre Gesichtsmuskeln ganz weich, locker und entspannt und sagen Sie sich: Mein Kopf ist schwer wie Blei. Alle meine Glieder sind unendlich schwer, bleischwer.

Kontrollieren Sie sich, indem Sie versuchen, das linke Bein wenige Zentimeter anzuheben. Fühlen Sie, welche Anstrengung Sie das kostet. Lassen Sie das Bein fallen, und heben Sie nun das rechte Bein wenige Zentimeter hoch und lassen es wieder fallen. Nun versuchen Sie das Gleiche zuerst mit dem linken und dann mit dem rechten Arm. Zuletzt heben Sie den Kopf etwas an und lassen ihn langsam wieder zurücksinken.

Spüren Sie nun jenen Auflagepunkten Ihres Körpers nach, die gegen die Unterlage drücken: den Fersen, dem Becken, den Schultern, den Handflächen, den Ellenbogen und dem Kopf. Fühlen Sie, wie unendlich schwer Ihr ganzer Körper gegen die Unterlage drückt!

Zur Tiefentspannung gehört, wie erwähnt, in erster Linie die Kontrolle der Gedanken. Lassen Sie sie nicht abschweifen, verbinden Sie vielmehr Ihr Denken ganz mit Ihrem Körper.

Eine große Hilfe ist es auch, den Körper als Person anzusprechen. Bedanken Sie sich zum Beispiel bei Ihren Händen, den guten, fleißigen, für die viele Arbeit, die sie leisten, und danken Sie ebenso liebevoll den unermüdlichen Füßen, die Sie so geduldig tragen. Danken Sie den Schultern, dem Hals, dem Kopf und der Wirbelsäule!

Sagen Sie: Ich danke euch, ihr habt so viel für mich getan, ruht euch gründlich aus, entspannt euch. Ich spüre, wie ihr schwer werdet, unendlich schwer, bleischwer.

Bald werden Sie spüren, wie wohltuend und erholsam es ist, zur Ruhe zu kommen, einmal nichts zu denken, sondern nur zu empfinden: den Atem, der ruhig und gleichmäßig strömt, die Schwere Ihres Körpers, der sich ausruhen und regenerieren darf, und den Kopf, der an nichts weiter zu denken hat als an Ruhe und Erholung.

Verharren Sie so mehrere Minuten lang. Öffnen Sie dann die Augen, dehnen und strecken Sie sich nach allen Richtungen, und stehen Sie langsam, erholt und gekräftigt auf.
Die gleiche Übung, am Abend praktiziert, ist eine wirksame Einschlafhilfe.

Hilfe durch Gebet und Meditation

Ob Gebete an Christus, Buddha, an Jahwe oder Allah gerichtet werden, ob wir das ewige Sein oder das unendliche Bewusstsein anrufen, hängt ab von unserer Herkunft, Tradition und Kultur und auch von unserer ganz persönlichen inneren Ausrichtung. Ein religiös veranlagter Mensch findet zu jeder Zeit und überall seinen Weg zu Gott. Mit bloßen Worten dagegen, die wir mechanisch aussprechen, ohne zuversichtlich ihren Sinn zu meinen und zu erleben, können wir kein Gegenüber erreichen und beeindrucken.

Über die Worte des Gebetes heißt es im Evangelium: Wenn ihr betet, sollt ihr nicht zu viel plappern, wie die Heiden, denn sie meinen, sie werden erhört, wenn sie viele Worte machen *(Matth. 9)*. Wesentlich ist, dass wir aufrichtig, gleichsam aus tiefster Seele beten. Noch wirksamer wird jedes Gebet, wenn wir nicht nur für uns, sondern auch für das Wohlergehen anderer bitten.

Der Psychologe C. G. Jung sagt: »Es ist sehr nötig (das Gebet), weil es das vermutete und gedachte Jenseitige unmittelbar wirklich macht und einen in die Zweiheit des Ich und des dunklen Gegenüber stellt. Man hört sich und kann es nicht mehr verleugnen, dass man ›Jenes‹ angesprochen hat.«

Schon das intensive Verlangen nach bestimmen Dingen ist eine Art Gebet, selbst wenn diese Dinge noch so weit weg und so gut wie unerreichbar erscheinen: »Gegen jede Hoffnung hoffen«, sagt Mulford, »ist eine hohe Weisheit.« Je dringlicher wir uns die Änderung einer bedrückenden Situation, die Lösung eines schwerlastenden Problems herbeiwünschen, desto eher wird es uns ge-

lingen, Änderungen und Lösungen herbeizuführen. Christus sagte: Bittet, so wird euch gegeben, suchet, so werdet ihr finden, klopfet an, so wird euch aufgetan *(Matth. 7,7)*.
Es wäre falsch, im Vorhinein wissen zu wollen, was für uns richtig ist. Oft stellt sich heraus, dass Übles sich zum Guten wendet oder umgekehrt. Gerade die Dinge, die uns einzig wünschenswert und wichtig erscheinen, verlieren unter Umständen jede Bedeutung; und Beziehungen, die wir als die erstrebenswertesten ansahen, stellen sich oft als die belanglosesten heraus. Das gilt auch für unser Bemühen, anderen »auf unsere Art« beistehen und helfen zu wollen.
In diesem Zusammenhang fällt mir Tolstois wunderbare Erzählung »Die drei Starzen« ein. Ein Erzbischof macht eine Seereise. Unterwegs erfährt er von drei Einsiedlern (Starzen), die auf einer kleinen felsigen Insel mitten im Meer hausen. Als sich das Schiff der Insel nähert, bittet der Erzbischof den Kapitän, er möge ihn mit einem Boot an Land bringen lassen, um diese drei zu sehen. Der Kapitän rät ihm ab, da es sich bei diesen Einsiedlern um dumme, ungebildete alte Männer handele, die nichts verstehen und kaum reden könnten. Der Erzbischof beharrt jedoch auf seinem Wunsch. Das Schiff geht vor Anker, und der Erzbischof wird an Land gerudert. Er trifft tatsächlich drei wilde, kaum bekleidete alte Männer. Als er wissen will, wie sie zu Gott beten, sagt einer, der Uralte: Wir beten so: Ihr seid drei, wir sind drei, erbarmt euch unser. Der Erzbischof lächelt und klärt sie auf, dass man so nicht beten dürfe.
Er lehrt sie das Vaterunser und bleibt so lange, bis sie es auswendig können, das heißt den ganzen langen Nachmittag. Befriedigt lässt er sich wieder zurück zum Schiff rudern, und das Segelschiff setzt seine Fahrt fort. Mitten in der Nacht sieht der Bischof plötzlich im Mondlicht auf dem Meer etwas Undefinierbares, das sich mit großer Geschwindigkeit auf das Schiff zu bewegt. Es sind die drei Starzen, die übers Meer gelaufen kommen. Alle Mann eilen an Deck, und alle sehen die drei Starzen. Sie halten sich an den Händen und winken, das Schiff möge anhalten. Noch ehe der Kapitän reagieren kann, sind sie auch schon beim Schiff

und flehen den Bischof an: Erhabener, wir haben das Gebet vergessen, das du uns gelehrt hast, sage es uns noch einmal. Der Bischof aber verneigt sich vor ihnen und sagt: Ich habe euch nichts zu lehren, betet für uns arme Sünder!

Die Meditation ist in noch ausgeprägterem Maße als das Gebet eine Konzentration des Geistes. Sie kann als religiöse Form und auch als Heilmeditation geübt und angewendet werden.
Welche Voraussetzung für das Gelingen erforderlich ist, möge folgende Geschichte veranschaulichen: Die Schüler eines Weisheitslehrers führten eine hitzige Diskussion über die Ursachen menschlichen Leidens. Einige sagten, Selbstsucht sei die Ursache, andere vermuteten Selbsttäuschung, und wieder andere verwiesen auf die Unfähigkeit, das Wirkliche vom Unwirklichen zu unterscheiden. Als der Meister gefragt wurde, sagte er: Alles Leiden kommt von der Unfähigkeit des Menschen, still zu sitzen und allein zu sein.

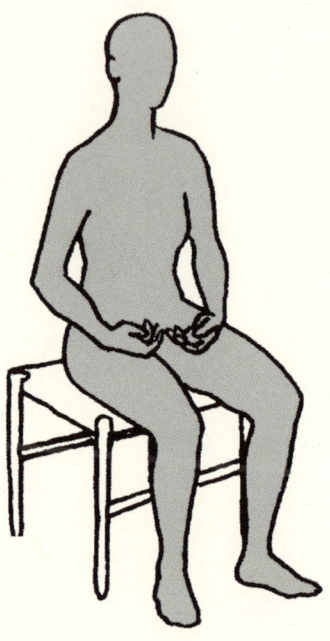

Wir sitzen auf einem geraden Stuhl, über den eine Wolldecke gebreitet ist, und bilden vier rechte Winkel:
1. Fuß – Unterschenkel, 2. Unterschenkel – Oberschenkel, 3. Oberschenkel – Rücken, 4. Hals – Kinn.
Die Hände liegen leicht geöffnet auf den Schenkeln.

Zur Tiefentspannung und zum bewussten Atmen treten Gebet und Meditation als drittes Mittel hinzu, um mehr Selbstvertrauen zu erreichen. Führen wir solche Bemühungen möglichst konsequent durch, bewirken sie einen allmählichen Wandel vom schwachen und kranken zum gesünderen und lebensfroheren Menschen und damit zu Erfolgen und Fortschritten im praktischen Leben.
Mit tiefer Überzeugung ausgesprochene Worte erzeugen starke geistige Schwingungen, die uns dabei helfen, die ersehnten Än-

derungen und Besserungen herbeizuführen. In der Heilmeditation schulen wir uns daher ganz bewusst in Geduld, Aufmerksamkeit und Beharrlichkeit. Sobald unsere Gedanken abschweifen, rufen wir sie sofort mit Entschlossenheit zurück und lenken sie wieder auf das bestimmte Ziel.

Sollte sich unser Zustand in der ersten Zeit noch verschlechtern, besteht übrigens kein Grund zur Sorge! Wir wiederholen unsere Heilmeditation mit großer Hingabe immer wieder, bis sich allmählich eine Besserung einstellt.

Vorbereitung zur Meditation

Die Heilmeditation machen wir am besten morgens nach dem Erwachen und abends vor dem Einschlafen. Für diese täglichen Übungen ziehen wir uns in einen ruhigen, ungestörten Winkel zurück.

Eingeleitet wird sie immer mit Entspannungs- und Atemübungen. Auf diese Weise sind die Gedanken bereits an höhere Kräfte gerichtet, die uns helfen mögen, und zugleich wird das Vertrauen in die inneren Heilkräfte gestärkt. Wir können die Übungen im Sitzen oder im Liegen ausführen.

Heilmeditation im Liegen

Ich mache die Heilmeditation am liebsten flach auf dem Rücken liegend, da so die Wirbelsäule mit allen Muskeln und Bändern am besten zur Ruhe kommt. Also: Legen Sie sich flach hin, und räkeln und strecken Sie sich so lange, bis Sie eine angenehme Lage gefunden haben. Nehmen Sie als Unterlage eine Wolldecke, die vor magnetischen Erdstrahlen abschirmt.

Arme leicht abwinkeln und seitlich neben den Körper legen. Die Handinnenflächen weisen nach oben. Die Füße fallen locker nach außen. Den ganzen Körper entspannen, ihn »loslassen«.

Zuerst die Arme, die Beine, die Brust, die Schultern, den Hals und den Kopf entspannen und dann das Gesicht: die Augen- und Mundpartie, die Zunge und die Zungenwurzel, bis sich alle Spannung vom Hals bis in den Lungenraum löst.

Nun schließen wir die Augen; wir fühlen und horchen nach innen. Dabei atmen wir tief aus und lassen das Einatmen ganz sanft geschehen. Wir atmen durch die Nase ein und fühlen, wie die Bauchdecke sich hebt und weitet. Wir atmen durch die leicht geöffneten Lippen aus und halten eine Atempause. Dabei verlängern wir die Ausatmung immer mehr und lassen die Einatmung von selbst kommen, weich und locker.

Jetzt ist der Körper zur Ruhe gekommen; nun heißt es, dies auch für den Geist zu erreichen. Wir vergessen alle Kümmernisse, Ängste, Beschwerden und Leiden; auch alle Gedanken an Gut und Böse werden ausgeschaltet. Solange wir uns zugefügtes Unrecht, Enttäuschungen, Schmerzen und Leid nicht vergessen können, bleiben wir in einem Zustand von Angst und Depression. Solange wir an vergangene Leiden und verlorenes Glück denken, verhindern wir eine positive Einstellung.

Wie wir unsere Kinder loslassen, um sie nicht zu verlieren, müssen wir auch den Alltag loslassen, um Heilung zu gewinnen.

Heilmeditation im Sitzen

Führen wir die Heilmeditation sitzend aus, brauchen wir hierfür einen geraden Stuhl ohne Armlehnen, über den wir ebenfalls eine Wolldecke breiten.

Das Gesicht richten wir nach Osten. (Aus dem Osten erwartet die Menschheit das Heil: Jesus Christus, Konfuzius, Buddha, Mohammed, sie alle kamen von dort. Die Altäre der christlichen Kirchen sind nach Osten gerichtet, die Mohammedaner richten ihre Gebete nach Osten. Im Osten geht die Sonne auf.)

Wir sitzen auf dem vorderen Teil des Sessels und pendeln uns auf den Sitzbeinhöckern ein; die Wirbelsäule ist aufrecht, der Brustkorb vorgewölbt, der Unterleib straff. Die Schultern sind locker nach außen und unten gerichtet.

Nun schließen wir die Augen und bleiben unbeweglich sitzen. Wir atmen einige Male tief aus, wie oben beschrieben. Wir werden innerlich still und gelöst, befreien uns von allem, was uns bedrückt, und stimmen uns vertrauensvoll auf die Heilmeditation ein.

Wir sprechen die Heilmeditation viermal, zuerst mit voller Stimme, dann leiser, beim dritten Mal flüsternd und zuletzt nur noch in Gedanken:

O du mein Leben,
du bist vollkommen, du bist in allem!
In meinem Herzen, in meinem Hirn,
in meinen Augen, in meinem Antlitz,
In meinen Gliedern – und überall.

Du bist es, der meine Füße bewegt,
Sie sind heil, sie sind heil!
Du hältst meine Beine,
Meine Wirbelsäule aufrecht,
Damit ich nicht falle, damit ich nicht falle.

Du durchdringst meine Kehle
Und das Innere des Leibes,
Sie schimmern in deinem Glanz.
Sie sind heil, denn du durchdringst sie.

Du leuchtest in meiner Wirbelsäule,
Sie ist heil, sie ist heil.
Du fließt durch meine Nerven,
Sie sind heil, sie sind heil.
Du flutest durch meine Adern und meine Arterien,
Sie sind heil, sie sind heil.

So wie du mir gehörst, so gehöre ich dir.
Du bist vollkommen. Du bist ich – du bist ich.
An jedem Tag, zu jeder Stund'
Bin ich an Körper und Geist
Froh und gesund,
Froh und gesund.
(von Paramahamsa Yogananda)

Dann öffnen wir die Augen und lösen uns aus der Entspannung, indem wir uns dehnen, strecken und langsam erheben. (Sie können auch nur einzelne Teile aus dem Text verwenden oder ihn Ihren persönlichen Bedürfnissen entsprechend abändern.) Abschließend noch ein eigenes kleines Beispiel für eine Meditation, wie sie sich beim Hineinhorchen in uns selbst und in die Natur gestalten kann. Damit möchte ich Sie ebenfalls zu eigenen Meditationen anregen.

> Ich träume mich in meinen Baum.
> Auf jeden Lufthauch reagiert er schmiegsam,
> In vollendeter Harmonie.
> Ruhig steht er in seiner Mitte.
> Seine Wurzeln umarmen die Erde,
> In seinen Blättern spielen Gnom und Sylphe.
> So ist er Teil der Weltenschöpfung,
> Stark und demutsvoll,
> Schutz für unzähliges Getier,
> Teil des Ganzen,
> Odem uns
> Absichtslos und wunderbar.

Lebensspender Schlaf

Es gibt kein Wohlbefinden ohne ausreichenden Schlaf. Schlaf ist unser bestes Stärkungsmittel. Die Muskeln kommen zur Ruhe, der Körper wird entgiftet, lädt sich auf mit Kraft und Energie, und die Seele labt sich am Quell des Unendlichen. Wie sehr eine traumlos durchschlafene Nacht erquickt und belebt, wusste auch der Spötter Heinrich Heine: Er nennt den Schlaf die köstlichste Erfindung.

Durch den Schlaf erleben wir täglich von neuem das erstaunlich beglückende Gefühl, von einem Zustand des Nichtseins in ein erfrischtes Leben zurückzukehren. Körperliche und geistige Kräfte sind wieder belebt, jeder neue Morgen schmeckt nach einem Stückchen Jugend. Eine im gesunden Schlaf verbrachte Nacht beeinflusst wohltuend die nachfolgenden Tagesbeschäftigungen. Wir gehen voller Energie und Tatendrang ans Werk. So sollte es zumindest sein, doch leider ist das nicht immer der Fall. Tatsächlich zehrt nichts so sehr an unseren Kräften wie eine schlaflos verbrachte Nacht oder überhaupt Schlaflosigkeit. Menschen, denen Schlaf entzogen wird, leiden sehr bald unter geistiger und körperlicher Zerrüttung.

Wenden wir uns zunächst den praktischen Dingen wie Bett und Bettzeug zu, weil gerade diese für uns Knochengeschädigte für einen gesunden Schlaf von großer Wichtigkeit sind.

Manche finden leichter Schlaf in einem nach Norden ausgerichteten Bett (das heißt Kopfende nach Norden). Andere brauchen frische, kalte Bettlaken, um einzuschlafen. Ich schlafe am liebsten im naturwollenen Bett. Da müssen wir selbst das für uns Zuträglichste und Günstigste herausfinden.

Keine Kompromisse darf es allerdings für unser eigentliches Schlafmöbel geben: Unser Bett braucht eine harte Unterlage und eine etwas weichere (keinesfalls zu weiche) Matratze, die sich den Formen des Körpers anschmiegt. Sich einzureden: Das Bett taugt zwar nicht viel, aber ich bin zu alt, um mir eine neues anzuschaffen und mich noch umzugewöhnen, gilt nicht. Da wir gut ein Drittel unseres Lebens in unseren Betten verbringen, muss für dieses Möbel der Grundsatz gelten: Das Beste ist gerade gut genug!

Auch beim Kopfkissen wird meiner Ansicht nach viel »gesündigt«. Wann immer ich in Fernsehfilmen Betten mit hochaufgetürmten Kopfpolstern sehe, beschleicht mich ein Gefühl des Unbehagens. Mir ist völlig rätselhaft, wie man in halbsitzender Stellung die Nacht verbringen kann, es sei denn, man ist krank. Für uns Osteoporose-Kranke ist diese Haltung geradezu gefährlich, weil sie das Rückgrat allzu sehr belastet, ganz abgesehen von der dadurch erschwerten Blutzirkulation.

Also bitte keine hohen Kopfkissen! Ich nehme auch auf Reisen stets mein kleines, etwa 3 cm starkes »Tölle«-Kamelhaar- oder

Hirsekissen mit, da ich mit den meist unförmigen Hotelpolstern nicht zurecht komme.

Die Zudecken sollten leicht und luftdurchlässig sein (Kamel- und Lamahaar klimatisieren herrlich und fördern die Körperentgiftung). Ich verwende je nach Jahreszeit eine einfache oder doppelte Kamelwolldecke, die ich den schweren Federbetten und auch den Daunendecken vorziehe. Werden Daunendecken nicht regelmäßig in frischer Luft ausgeschüttelt, speichern sie Feuchtigkeit, was zu ungesundem, schlafbehinderndem Wärmestau führen kann.

Schwerwiegender noch als schlechtes Bett und Bettzeug wirken sich Sorgen und seelische Kümmernisse auf unseren Schlaf aus. Es ist leicht gesagt: Leg mit den Kleidern auch die Probleme ab. Obwohl man das weiß, gelingt es nicht. Ein alter Spruch reimt: Schlaf und Sorge können sich nicht vertragen, die Sorge muss den Schlaf, der Schlaf die Sorge jagen.

Stehen wir unter zu großem Druck, der durch Hektik, Überbelastung, Krankheit oder seelisches Leid verursacht wird, beeinträchtigt das unser Wohlbefinden und auch die Möglichkeit zur Gesundung. Unsere Kräfte, die wir zur Bewältigung der alltäglichen Aufgaben brauchen, werden drastisch reduziert.

Nach einer schlaflosen Nacht fühlen wir uns erschöpft und wie zerschlagen. Unlust und Müdigkeit stellen sich ein, und wir sind unfähig zu konzentrierter Arbeit. Wir sind an Leib und Seele »geknickt«. Keinesfalls sollten wir bei Schlaflosigkeit ängstliche Selbstbeobachtung üben, und geradezu gefährlich ist der Griff zur Schlaftablette. Schlafmittel erzeugen bestenfalls einen schlafähnlichen Zustand. Durch die Gewöhnung an dieses Gift wird ein natürlicher Schlaf unmöglich. Sobald Sie in Versuchung kommen, zu Schlaftabletten zu greifen, lesen Sie sich bitte vorher aufmerksam die Hinweise über Nebenwirkungen auf dem Beipackzettel durch!

Steht man nicht mehr im Berufsleben, dann ist das Nichtschlafenkönnen kein so großes Unglück. Je weniger wir uns darüber aufregen, je gleichgültiger wir es hinnehmen, desto rascher verschwindet die Schlaflosigkeit auch wieder.

Religiöse Menschen, die in ihrem Glauben geborgen sind, finden in ihren Gebeten Zuflucht und Hilfe. Gelingt es uns, etwas vom Urvertrauen unserer Kindheitstage zurückzuholen und wieder lebendig werden zu lassen, dann werden auch Einsame Trost finden. Die vielen anderen jedoch, die keine Glaubensfähigkeit besitzen, müssen ihren eigenen Weg suchen, der ihrem Wesen und ihrer Veranlagung entspricht.

Ein befreundeter Schauspieler hilft sich, indem er immer wieder die schönen Sätze aus Goethes Egmont zitiert: »Süßer Schlaf! Du kommst wie ein reines Glück ungebeten, unerfleht am willigsten. Du lösest die Knoten der strengen Gedanken, vermischest alle Bilder der Freude und des Schmerzes. Ungehindert fließt der Kreis innerer Harmonien und, eingehüllt in gefälligen Wahnsinn, versinken wir und hören auf zu sein.«

Nützt die Wiederholung dieser Zeilen nichts, dann, hat er mir verraten, stellt er über folgende drei Punkte Betrachtungen an: Erstens: Dir geht es viel besser als dem Egmont, denn du liegst nicht im Kerker auf hartem Lager, sondern im guten Bett und bist frei! Zweitens: Du wirst nicht morgen hingerichtet! Drittens: Dir kann die ganze Welt gestohlen bleiben! Der dritte Punkt, sagt er, öfter wiederholt, wirkt fast immer.

Es gibt also offensichtlich viele Methoden, um den Schlaf herbeizulisten, vom Gebet zum Gedicht und vom Schäfleinzählen bis zum Singen alter Kinderlieder (Schlaf, Kindlein schlaf).

Geborene Optimisten stellen die angenehmen Seiten des Lebens in den Vordergrund, die Erinnerungen an glückliche Zeiten, an erfreuliche Erlebnisse. Sie erinnern sich in Dankbarkeit an die vielen kleinen und großen Freuden des Lebens und schlafen in Gedanken an künftige Freuden ein.

Mir persönlich helfen positive Gedanken, Atem- und Entspannungsübungen, ganz besonders die Entspannung der Gesichtsmuskeln: »Die Stirn, die Augen, die Wangen, der Mund sind völlig locker und entspannt!« Im Allgemeinen helfen auch beruhigende Kräutertees aus Hopfen, Passionsblume, Weißdorn, Melisse oder Johanniskraut. Bei geschwächtem Herz und Kreislauf sind Ehrenpreis und Baldrian empfehlenswert.

Noch ein Wort zum richtigen Zeitpunkt des Zubettgehens. Bei mir hat sich die alte Regel: »Eine Stunde Schlaf vor Mitternacht ist besser als zwei danach« voll bestätigt. Vielleicht hängt das Erholsame des Vormitternachtsschlafes mit kosmischen Faktoren zusammen, vielleicht mit den verschiedenen Verhaltensweisen der Tag- und Nachtmenschen. Dass der Mond, besonders der Vollmond, unseren Schlaf beeinflussen kann, darüber besteht jedoch kein Zweifel.

Ich erinnere mich an meinen fünfjährigen Neffen, der nach einer Vollmondnacht mit großen Augen und vorwurfsvollem Gesichtsausdruck angerannt kam, um sich bitter zu beklagen: »Ich mag den Mond nicht, er hat mir ein Loch in den Bauch gemondet.« Wer viel mit Kindern zu tun hat, weiß, dass sie häufig Zusammenhänge dort sehen, wo sie uns Erwachsenen als weit hergeholt erscheinen.

Bei Schlafproblemen beachten Sie bitte folgende Punkte:

1. Essen Sie am Abend keine schwer verdaulichen Speisen und auch nicht zu reichlich.
2. Trinken Sie weder Kaffee noch schwarzen Tee nach 16 Uhr.
3. Gehen Sie möglichst immer zur gleichen Zeit zu Bett.
4. Schützen Sie sich rechtzeitig vor störenden Faktoren wie Lärm, Licht, Mücken etc.
5. Greifen Sie nicht zur Schlaftablette; wenn sich der Schlaf nicht sogleich einstellt – siehe oben.
6. Lesen Sie keine zu spannende Lektüre im Bett.
7. DENKEN SIE AN ERFREULICHES!

Träume

Wichtig für einen gesunden Schlaf sind auch die Traumphasen. Träume galten zu allen Zeiten als Orakel; aus Träumen wurde die Zukunft erschlossen, und Traumdeuter waren wichtige, oft herausragende Persönlichkeiten. Ein ganz Großer in Sachen Traumdeutung war der »ägyptische Joseph«, Sohn Jakobs. Sein Aufstieg vom Sklaven bis zum ersten Beamten des Reiches ist im Alten Testament *(Genesis 37)* nachzulesen.

Nicht nur im alten Ägypten, sondern auch in Indien und Griechenland galten Träume als von Göttern oder Dämonen gesandte prophetische Aussagen. Noch heute sind viele Inder der Auffassung, man dürfe schlechte Träume nicht ausplaudern, um sie nicht Wirklichkeit werden zu lassen.

Besonders in Griechenland gab es bedeutende Meister der Traumdeutung, die ihr Wissen in Büchern niederlegten. Das bedeutsamste ist das Traumbuch des Artemidor. Er gilt als Vater der so genannten »Ägyptischen Traumbücher«, die noch heute erhältlich sind, und stellte unter anderem die Regel auf: Wir haben angenehme Träume, wenn wir unter schlechten Bedingungen leben und umgekehrt.

Tröstlich für alle, die sich eine Reise nicht leisten oder eine solche aus gesundheitlichen Gründen nicht antreten konnten, war wohl auch die Kunde: Um in den Besitz von Weissagungen zu kommen, ist es nicht nötig, mit schwerem Gepäck einen langen Weg zurückzulegen oder eine Fahrt in ein fernes Land wie Delphi oder zum Heiligtum des Ammon zu unternehmen. Es genügt vielmehr, sich schlafen zu legen, nachdem man seine Hände gewaschen und sein Gebet gesprochen hat.

Jahrhunderte hindurch waren Träume in Griechenland das Heilmittel schlechthin. Nach Meinung des Arztes Hippokrates ist die Seele während des Tages durch körperliche Funktionen abgelenkt. In der Nacht aber hat sie die Möglichkeit, den Schläfer durch Träume über seinen körperlichen Zustand zu informieren. Dies tut sie in symbolischen Traumbildern. Lange bevor eine Krankheit ausbricht, weiß die Seele – von der Tiefenpsychologie als das Unbewusste bezeichnet–, was dem Körper bevorsteht.

Wichtiger als die Traumdiagnose war für die Griechen die Traumtherapie. Die Patienten gingen in einen Heiltempel, die alle an landschaftlich besonders ausgezeichneten Orten lagen wie zum Beispiel Epidauros. Voraussetzungen für solche Orte waren

Wälder, Wasser und Felshöhlen. Im Tempel aufgenommen, begab sich der Patient nach der Opfergabe und der rituellen Reinigung in die Felshöhle, in der Ruhebetten aufgestellt waren, und überließ sich dem Schlaf – und zwar oft für Wochen und Monate, bis sich der »Heiltraum« einstellte. In solchen Träumen erschien der Gott Asklepios, dem all diese Heiligtümer geweiht waren, persönlich. Er trat in den verschiedensten Gestalten auf, als alter Mann, als Jüngling, als Hund, als Schlange oder als Bär, nannte dem Kranken die Heilmethode oder heilte ihn spontan durch Berührung. Die »Behandlung« in diesen Heiltempeln war kostenfrei und außer Schwangeren und Sterbenden allen Griechen zugänglich. Ähnliche Heilungen gibt es heute noch an den berühmten Marien-Wallfahrtsorten Lourdes und Fatima.

Die naturwissenschaftliche Traumforschung hat festgestellt, dass alle Menschen regelmäßig in jeder Nacht vier- bis sechsmal träumen. Ob wir uns daran erinnern, ist belanglos. Wird die Versuchsperson jedoch am Träumen gehindert, stellen sich sehr bald Entzugserscheinungen wie Nervosität, Gereiztheit oder Depressionen ein. Bei längerem »Traumentzug« kommt es zu körperlichen Schädigungen. Der Traum ist für uns also ein spontanes und lebenswichtiges Naturereignis.

In alter Zeit wurden Träume als von Göttern oder Dämonen gesandte Botschaften aufgefasst. Erst in der neuesten Zeit hat man den Traum wissenschaftlich erforscht. Sigmund Freud veröffentlichte im Jahre 1900 sein Buch: »Die Traumdeutung«, in dem er an die Stelle der Götter die Wunscherfüllung setzte. Sinn der Träume, sagt er, ist Wunscherfüllung.

Diese Theorie gilt inzwischen als überholt. Neue Impulse verdankt die wissenschaftliche Traumdeutung vornehmlich C. G. Jung, nach dessen Theorie der Traum vor allem eine kompensatorische (ausgleichende) und eine komplementierende (ergänzende) Funktion hat: Was im bewussten Leben fehlt, wird ergänzt, was zu einseitig ist, wird ausgeglichen. Demnach sind Träume Botschaften aus den tieferen Bereichen der Seele, die in Bildern und Symbolen andeuten, wo wir Träumende stehen, was wir schlecht oder falsch machen, welche Dinge für uns wichtig und welche unwichtig sind. Träume deuten an, ob unsere Grundsätze und Anschauungen, unsere Einstellung zu unserer Umgebung hilfreich oder schädlich sind. Sie geben Hinweise auf unsere Komplexe und unseren Schatten und zeigen uns Entwicklungs- und Wandlungsmöglichkeiten. Besonders wichtig sind die Hinweise auf den »Schatten«, das heißt auf diejenigen minderwertigen Eigenschaften und Angewohnheiten, die wir nicht wahrhaben wollen und die wir ständig beschönigen oder verdrängen – »der Balken im eigenen Auge«, wie es im Evangelium heißt. Träume können auch Hinweise auf künftige wichtige Ereignisse geben, auf drohende Krankheiten, Schicksalsschläge oder Katastrophen.

Eindrückliche Beispiele für die Kompensations- und Komplementärfunktion von Träumen sind folgende:
Eine gehbehinderte Frau träumt immer wieder von weitläufigen Gebirgswanderungen und fühlt sich nach dem Erwachen erfrischt und erleichtert. Ein frisch Gallenoperierter, der seit Tagen nichts trinken durfte, träumt von Trinkgelagen. Aus zahlreichen Berichten hungernder Kriegsgefangener weiß man, dass sie von opulenten Gastmahlen träumten. Ein nüchterner Geschäftsmann, der nur seinen Computer und seine Statistiken im Kopf hat, träumt von Abenteuern in fernen Ländern, bei denen primitive Volksstämme und wilde Tiere die Hauptrollen spielen. Ein gefühlsarmer Manager muss in seinen Träumen immer wieder Geige üben, um – was sein höchster Wunsch ist – bei einem Schülerkonzert mitspielen zu dürfen.
In dieselbe Kategorie fallen die Kompensationsträume heiliger Eremiten. Bekannt, weil von vielen mittelalterlichen Malern dargestellt, sind die Träume und Visionen des heiligen Antonius, des Einsiedlers, in denen es vorwiegend um sexuelle und kulinarische Versuchungen geht.
Meist sind Träume verschlüsselt und nicht leicht zu deuten. Wer sich um Selbsterkenntnis bemüht, sollte den eigenen Träumen unbedingt Beachtung schenken. Selbst wenn der einzelne Traum dunkel und unverständlich erscheint, besteht doch die Aussicht,

dass sich dasselbe Motiv in anderen, leichter verständlichen Bildern wiederholt.

Was meine Krankheit betrifft, so haben mir Träume so manches Mal deutliche Hinweise gegeben. Fünf Monate nach meinem Wirbelkörpereinbruch begab ich mich in Behandlung zu Dr. Diethard Schuller, der mit Injektionskuren meine Widerstandskräfte stärkte und mein Allgemeinbefinden verbesserte. Sein ruhiges, ernstes Wesen gab mir das Vertrauen, mich wieder zurechtzufinden. Nachdem ich etwa sechs Monate regelmäßig zu ihm kam, träumte ich: Ich bin in seiner Ordination, er reicht mir die Hand und sagt: »Sie haben das Mögliche an Gesundung erreicht! Gehen Sie behutsam damit um, und beachten Sie Ihre Träume!« Und tatsächlich entließ er mich kurze Zeit später in meine Eigenverantwortlichkeit, zufrieden mit dem, was erreicht wurde.

Folgender Traum aus der letzten Zeit ist allerdings nicht so vordergründig zu deuten: Meine gedrehte Kette reißt, und die vielen Kügelchen, Hämatit- und Biwa-Perlen, rieseln zu Boden. Alle Hämatit-Kügelchen (dunkelgrau) bewegen sich rechts drehend, indem sie verschieden große Kreise bilden. Es gelingt mir nicht, sie aufzulesen. Die Biwa-Perlchen (leuchtend perlmuttweiß) haben sich einige Meter weiter vorne zusammengetan und kreisen dort links herum. Auch sie lassen sich nicht einsammeln.

Bei derart aufregenden Träumen spüren wir deutlich, dass sie uns etwas sagen wollen. Es ist daher ratsam, Träume aufzuschreiben, das heißt ein Traumtagebuch zu führen, im Vertrauen darauf, dass Traumserien den noch verborgenen Sinn so lange in verschiedene Bilder und Handlungen kleiden, bis er uns verständlich wird. Tatsächlich träumte ich etliche Wochen später Folgendes: Ich bin mit meiner Kusine in einem Café, bestelle für sie einen aus vielen Früchten gemischten Salat und für mich eine Melange, eine halb Milch-, halb Kaffee-Mischung mit Schlagsahne. Im vorhergehenden Traum waren die hellen und die dunklen Kügelchen noch voneinander getrennt; in diesem nun bestelle ich mir ein Getränk, in dem hell (Milch) und dunkel (Kaffee) gemischt sind.

Meiner Intuition zufolge geben die beiden Träume einen deutlichen Hinweis auf die Gegensätze hell-dunkel. Im ersten Traum treten sie getrennt auf und lassen sich nicht beeinflussen. Im zweiten Traum dagegen bilden sie vermischt (Milch-Kaffee) ein Ganzes, das gut schmeckt. Der die Bestellung aufnehmende Ober war im Traum schreibbehindert, so dass ich das Wort »Melange« für ihn notierte – eine zusätzliche Betonung der Wichtigkeit dieses Gemisches, dieser Gegensatz-Vereinigung.

Die ernsthafte Beschäftigung mit der Traumdeutung ist eine Schulung, die zur Bewusstheit und damit zu besserer Gesundheit führt. Sagen Sie sich vor dem Einschlafen: »Ich träume jede Nacht! Morgen beim Erwachen werde ich mich an meinen Traum erinnern und ihn notieren.« Legen Sie Papier und Bleistift auf Ihrem Nachttisch bereit, damit Sie noch im Bett Ihren Traum aufschreiben können, und tragen Sie ihn später, wenn Sie Zeit dazu haben, mit Datum und eventuell auch nummeriert, in ein Traumtagebuch ein. So können Sie Ihre Träume jederzeit nachlesen und untereinander in Beziehung bringen – und vor allem können Sie über sie nachdenken.

Eine Hilfestellung dazu bietet das Buch: »So deuten Sie Ihre Träume richtig« von Friedrich Doucet. Entscheidend ist, dass wir ehrlich zu uns sind und uns nichts vormachen, dass wir neugierig bleiben und lernen wollen, um uns und die Welt auf diese Weise mit Hilfe der Träume besser zu verstehen.

Lebendige Pflanzenwelt

Pflanzen gehören zu den selbstlosesten Lebewesen. Sie blühen und duften für uns, sie nähren uns, sie schenken uns ihre Heilkraft und sie bemühen sich, unsere Lebensbedingungen zu erhalten, auch wenn wir Menschen alles daran setzen, Landschaft und Wälder, Almen und fruchtbare Böden zu zerstören.

Wie Tiere besitzen auch Pflanzen eine hohe Sensibilität. Sie atmen, ermüden und verspüren Schreck und Schmerz. Sie reagieren auf Kälte, Wärme, Feuchtigkeit, Trockenheit und Licht, ja sogar auf Farben und Töne. Wer Pflanzen wirklich mag, weiß aus eigener Erfahrung, dass sie unsere Zuneigung oder Ablehnung empfinden und entsprechend reagieren.

Auch die Pflanzen selbst haben Vorlieben und Abneigungen. Es gibt Blumen, die unter den Schallorgien eines großen Orchesters verkümmern, und andere, die dabei regelrecht aufblühen. Mimosen zum Beispiel wachsen viel höher, wenn man sie täglich 25 Minuten lang mit Musik berieselt. Veilchen und Zyklamen dagegen zeigen eine starke Abneigung gegen die Schallwellen von Pauke und Tuba. Überhaupt scheinen Pflanzen Musik gegenüber sehr wählerisch zu sein; die meisten von ihnen »begeistern« sich für J. S. Bach und reagieren ablehnend auf Rockmusik. Das mag mit der Lautstärke, sicher aber auch mit der »Harmonie« zusammenhängen.

Auch »Sympathie« und »Antipathie« untereinander sind Pflanzen nicht fremd. Der Weinstock zum Beispiel fühlt sich durch Kohl und Lorbeer derart irritiert, dass er sein Wachstum einschränkt und unter Umständen sogar verkümmert. Ähnlich verhalten sich Eiche und Nussbaum sowie Buchsbaum und Linde – sie mögen einander nicht. Reben vertragen sich gut mit Ulmen und Mohn; ebenso angetan ist der Olivenbaum, wenn er einen Myrten- oder Feigenbaum zum Nachbarn hat.

In Rosengärten verstärkt sich der Duft der Rosen außerordentlich, gesellt man Zwiebel, Lauch oder gar Knoblauch zu ihnen. Pfirsich und Tomaten gedeihen ebenso prächtig miteinander wie Erdbeeren und Erbsen. Majoran vertreibt die Ameisen, Pfefferminze verjagt die Mäuse, und die Maulwürfe werden von Knoblauch, Karotten (Möhren) und Porree in die Flucht geschlagen. Stellt man Reseda, Maiglöckchen und Eisenhut mit anderen Pflanzen in die gleiche Vase, dann erlebt man, wie schnell sie die anderen zum Verwelken bringen. Das Gleiche geschieht mit Mohn, der allerdings selbst dabei zugrunde geht. Auch Narzisse und Vergissmeinnicht mögen einander nicht.

Diese Vorlieben und Abneigungen erklären, warum manche der heute so beliebten, aus verschiedenartigsten Blumen gebundenen Sträuße oft bedauerlich rasch welken. Da auch wir in einer

Umgebung, die uns zuwider ist, nicht gedeihen und uns nicht wohlfühlen, müssen wir das auch den Pflanzen zugestehen und entsprechend Rücksicht nehmen.

In frühester Kindheit gehörte meine besondere Liebe dem Hund, der neben meinem Bettchen Wache hielt und den ich aus unerfindlichen Gründen, sobald ich sprechen konnte, »Bingal« nannte (er hieß Bello), und den Blumen. Ich erinnere mich deutlich an die Freude, die jede Art von Blumen in mir auslöste. Ich liebte sie mit großer Zärtlichkeit und bewunderte ihre Schönheit und Zartheit.

Besonders eindrucksvoll lebt das folgende Bild in mir: Ich lag mit Fieber im Gitterbett. Da kam mein Vater, in der Hand seinen Hut voller Wiesenblumen, die er über mir und meinem Bettchen ausstreute. Die Freude über dieses »Blumenwunder« hat sich tief in mir eingeprägt. Als ich später beobachtete, wie schnell all die bunten gepflückten Wiesenkinder dahinwelkten, wollte ich fortan nur noch Blumen mit Wurzeln haben.

Noch heute macht mich der Anblick geplünderter Wiesen und Wälder traurig. Im letzten Frühjahr wanderte ich eines frühen Morgens über einen waldigen Hügel in einer ungarischen Landschaft. Der Waldboden war mit unzähligen duftenden Veilchen bedeckt. Welch eine Freude! Als ich wenige Stunden später den gleichen Weg zurückkehrte, was das leuchtende Violettblau am Waldboden verschwunden. Einzelne bereits welke Blümchen lagen am Weg verstreut herum. Der Morgen hatte seinen Glanz verloren.

Das Jahrtausende alte Wissen um die Heilkräfte der Pflanzen ist in der Naturheilkunde überliefert und hat sich hier auch weiterentwickelt. So haben sich beispielsweise bei Schmerzen der Rückenmuskulatur (Muskelkater, Verspannungen und Zerrungen) Kompressen mir dem Absud von Weißkraut oder aufgelegte frische grüne Kohlblätter (Wirsing) sehr bewährt. Und Wacholderöl hilft bei Hüftschmerzen.

Die Heilkraft der Pflanze wirkt aber nicht nur in Form von Tee, Tinktur oder Salbe auf unseren Körper ein, sondern vermag auch auf geistig-seelischer Ebene zu heilen. Ich habe zuvor schon den englischen Arzt Edward Bach (1886 – 1936) erwähnt, der die Wirkung der Pflanzen nicht nur auf den Körper, sondern auch auf die Seele des Menschen erkannt hat. Bach entdeckte die Möglichkeit, durch Einwirken entsprechender Blütenessenzen auf negative, kranke und verhärtete Gemützustände des Patienten Gesundheit für Körper und Seele zu erreichen.

In vielen Literaturbeispielen ist von Freundschaft zwischen Mensch und Baum die Rede. So beschrieb Willi Schrödter in einem Aufsatz die Freundschaft eines Klosterschülers zu einem Kirschbaum: Der Schüler, zum Priester bestimmt, seelisch labil und unausgeglichen, glaubte sich von allen Menschen gehasst. Zuweilen überkam ihn deshalb eine Art Vernichtungswut. Diesen Drang konnte er nur dadurch bewältigen, dass er in den Garten rannte, wo es ihn automatisch zum Kirschbaum hinzog. Er legte seine Wange an den Stamm und beruhigte sich allmählich: »Das Gefühl meiner Zerrüttung ging dann immer in Ausgeglichenheit und Ruhe über.« Der Klosterschüler hegte nicht den geringsten Zweifel daran, dass der Kirschbaum damals seiner Seele zur Ausgeglichenheit verholfen hatte. Allmählich besserte sich sein Zustand, und später brauchte er nur noch an den Baum zu denken, der ihm zum Freund geworden war, um seine negativen Gedanken in positive umzuwandeln, »die wie ein Strom neu belebender Kraft in mich übergingen«.

Hans Sterneder schreibt in »Sommer im Dorf«, dass ein alter Baum in gewissen Nächten, wenn man den Kopf fest an seinen Stamm legt, in einem selbst reden kann.

Es heißt auch, dass ein müder Wanderer nur kurze Zeit unter einem Wacholderbaum schlafen müsse, um völlig erfrischt zu sein. Der berühmte Arzt und Schriftsteller Carl Ludwig Schleich erzählt, dass ein Besucher, mit dem er im Garten spazierte, fasziniert vor einer prachtvollen Baumgruppe stehen blieb und begeistert ausrief: »Diese märchenhafte Stimmung mutet an, als wohnten Elfen in den Bäumen!« Woraufhin Schleich ruhig antwortete: »Ja glauben Sie denn, dass keine Elfen in diesen Bäumen wohnen?«

Ob wir uns Kraft und Leben, Vorlieben und Abneigungen der Pflanzen im Zusammenhang mit Elfen, Gnomen und Sylphen denken oder ob wir sie als strömende Lebensenergie ansehen, hängt mit unserer Sicht von Welt und Kosmos zusammen. Wichtig ist vor allem, dass wir überhaupt die Bedeutung der Pflanzen für unser Leben und unsere Gesundheit erkennen.

Die Heilkraft der Edelsteine

»Kräutern sind mächtige Kräfte gegeben,
den Steinen die größten.«
Marbod v. Rennes, 11. Jh.

In kalten Winternächten legte meine Mutter mir einen vorher im Backrohr erhitzten Tonziegel ins Kinderbett. Er war in Flanelltücher gewickelt und ließ mich schnell vergessen, wie kalt es im kaum temperierten Schlafzimmer war. Viele Stunden lang strahlte er wohlige Wärme ab.

Der Vergleich mag hinken, aber so ungefähr stelle ich mir die Strahlenkraft des Kosmos vor. Seit Jahrmillionen wirkten Strahlen auf die Gesteine ein und müssen daher selbst im kleinsten Steinchen wirksam sein.

Wir wissen um die Existenz und Wirkung von Radioaktivität, wir wissen von Fernseh- und Radiowellen, obwohl sie nicht sichtbar sind. Das Verständnis für kosmische Strahlen und ihre Auswirkungen dagegen fehlt uns weitgehend.

Schon Paracelsus sagte: »Wärme und Licht sind körperlos und nicht greifbar und doch spüren wir ihr Vorhandensein. Das Gleiche gilt für die kosmischen Kräfte, sie sind unsichtbar, aber sie wirken auf den Menschen ein.«

Bereits 300 Jahre vor Paracelsus hat die heilige Hildegard von Bingen (1098 – 1179), Äbtissin eines Benediktinerinnen-Klosters, in prophetischer Schau von der Heilkraft der Pflanzen, Metalle und Steine berichtet, »die Gott in die Natur gelegt hat«. Hildegards Gesundheitslehre, in unserer Zeit neu entdeckt, hat nichts von ihrer Gültigkeit verloren. Im Gegenteil, manches ließ sich mit den modernen Mitteln der medizinischen Forschung bestätigen. So hat sie zum Beispiel die Krebskrankheit in Entstehung und Zusammenhängen genau erklärt. Sie hat die Blutgruppen beschrieben und weitaus mehr über das chemische Geschehen im menschlichen Körper offen gelegt, als die Wissenschaft heute klären kann. Die heilige Hildegard gehört zu jenen großen, inspirierten Menschen, deren Beobachtungen, Ahnungen und Entdeckungen erst lange nach ihrer Zeit von der Wissenschaft verifiziert wurden.

Hier einige Beispiele von Edelsteinen und ihren Heilkräften, wie sie die heilige Hildegard angibt:

Bergkristall hilft gegen Über- und Unterfunktion der Schilddrüse, Augenleiden und Hautkrankheiten.

Beryll wirkt gegen Vergiftungen innerer Natur und deren psychosomatische Belastungen (Streitsucht).

Diamant ist ein gutes Entzugsmittel bei Rauchern, Alkoholikern und Drogensüchtigen.

Jaspis, ein »kostbarer« Stein *(Off. 21,11)*, hilft bei einseitigem Ertauben, löst starken Schnupfen, reguliert das Träumen und gibt dem Neugeborenen Hilfe bei Geburt und Kindbett.

Karneol hilft gegen Nasenbluten.

Onyx hilft gegen Angina pectoris, bei Magengeschwüren oder Gastritis, gegen Hornhauttrübungen der Augen und wirkt der Traurigkeit entgegen.

Betrachtete ich früher Rubine, Smaragde, Diamanten und Saphire als die wahren Edelsteine, so lernte ich nun den Calcit und die Koralle als wichtige »Edel«-Steine zur Therapie bei Osteoporose kennen. Dieses Wissen verdanke ich einem Vortrag des

Salzburger Lithotherapeuten Roland Eigner (griech.: *Lithos* = Stein, Therapie = Heilung). Bei einem von Barbara Rütting veranstalteten »Körndlbeißerstammtisch« lernte ich ihn persönlich kennen und war von seinen Ausführungen beeindruckt.

Im Gegensatz zu Mensch, Tier und Pflanze, die seelischen und körperlichen Tageseinflüssen unterworfen sind, sind Minerale als anorganische Gebilde in der Lage, kontinuierlich Lebensenergie, die sie in Form von Strahlung aus dem Kosmos aufgenommen haben, an die Umwelt abzugeben. Diese feinstofflichen Impulse liegen laut dem Schweizer Biophysiker Walter Stark im Frequenzbereich der Schwingungen natürlicher Körperzellen, so dass Edelsteine regulierend auf den gesamten Organismus einwirken. Jedes Mineral hat durch bestimmte Farben und konstante Schwingungsmuster eine Entsprechung im menschlichen Körper. Die heilende Wirkung der Edelsteine liegt vor allem im seelischen Bereich, wo fast alle Krankheiten ihren Ursprung haben. Erst wenn Geist und Gemüt heil sind, kann auch der Körper genesen.

Durch den »Edelstein-Test« erhält der Lithotherapeut ein genaues psychosomatisches Bild, denn der Mensch fühlt sich zu jenen Steinen hingezogen, deren Schwingungsfrequenzen ihm gut tun. Diese immer gleich bleibenden Schwingungen heilen die aus dem natürlichen Lebensrhythmus geratenen Bereiche der Seele und des Körpers.

Da bei der Wahl eines Steines der Verstand ausgeschaltet bleibt und nur das Gefühl oder die Intuition entscheidet, sind grundsätzlich diejenigen Edelsteine die heilbringendsten, die uns am ehesten zusagen. Von Roland Eigner erfuhr ich auch, dass durch ungenügende Arbeit der Nebenschilddrüsen unter Umständen ein Parathormonmangel verursacht wird, der zu Osteoporose führen kann; als begleitende Maßnahme zur medizinischen Betreuung gibt ein hellblauer Edelstein, den man an einer kurzen Kette am Hals trägt, möglicherweise Impulse zu einer vermehrten Parathormonproduktion. Welcher Stein, ob ein Chalcedon, ein Aquamarin, ein hellblauer Topas oder (und) der Mondstein, für den betroffenen Menschen am besten geeignet ist, wird im Edelstein-Test geklärt.

Beim Edelstein-Test breitet der Lithotherapeut vor dem Patienten hundert Edelsteine aus, die nach den sieben Spektralfarben (farblose Steine werden nach ihrer Helligkeit geordnet) gegliedert sind. Aus der Reaktion des Hilfesuchenden auf die einzelnen Steine erkennt der Kundige, wo die Ursache der Krankheit liegt und welche Steine wo und wie angewendet hilfreich sein könnten. Manche Steine brauchen den Hautkontakt, um ihre Wirkung zu entfalten – so auch die bei Osteoporose empfohlene Koralle und der Calcit. Bei anderen genügt es zum Beispiel, sie in der Rocktasche zu tragen. In jedem Fall sollen sie nahe der Körperzone platziert werden, auf die eingewirkt werden soll.

Ausklang

Seit meinem Wirbelkörpereinbruch mit der anschließenden Diagnose Osteoporose sind zehn Jahre vergangen. Trotz des zunächst großen Schocks und der schmerzhaften und qualvollen Leiden der ersten Wochen und Monate hat mir diese Krankheit auch manch erfreuliche Überraschung beschert. So hat mir mein Mann zum Beispiel einen Wunsch erfüllt, der mir erst im »nächsten Leben« realisierbar schien: mich an einen gedeckten Tisch setzen zu können! Obwohl er zuvor kaum ein Ei zu kochen wusste, bereitet er jetzt köstliche Salate, Gemüse-, Reis- und Pilzgerichte.

Nicht nur die Familienangehörigen, auch meine Freundinnen und Freunde sind aufmerksam, rücksichtsvoll und hilfsbereit. Allerdings zogen sich einige wenige Bekannte auch zurück, seitdem ich ihre an mich gerichteten Erwartungen nicht mehr erfüllen kann.

Mein Tagesrhythmus hat sich wesentlich verändert: Die Morgenstunden sind ganz mit Übungen ausgefüllt. Die Arbeitsstunden – ich male wieder und versuche zu schreiben – sind weniger geworden. Ich nehme mir mehr Zeit für Pflanzen, Bücher und Gespräche. Die Tage enteilen mir, wie früher, viel zu schnell. Regelmäßig einmal die Woche bekomme ich Rotlicht mit UV-Bestrahlung (zum Aufbau von Vitamin D!) und sanfte Rückenmassagen und freue mich, wenn die Therapeutin meinen (isometrisch-trainierten) Rücken lobt, dem ihrer Meinung nach nicht das Geringste anzumerken sei. Medikamente nehme ich keine, dafür Schüsslersalze, deren Zusammenstellung manchmal wechselt: Nr. 1 = Kalzium Fluoratum D6, Nr. 2 = Kalzium Phosphoricum D6, Nr. 7 = Magnesium Phosphoricum, Nr. 12 = Silicea. Diese Salze regen den Organismus an, die zugeführten notwendigen Nährstoffe aufzunehmen. Außerdem nehme ich wechselweise Weleda-Aufbaukalk 1 und 2 oder Basica für den Mineralstoffbedarf, dazu fallweise Weizenkeimöl als Stütze für das Herz. Der neue Tagesablauf ist mir mittlerweile zur Gewohnheit geworden. Solange ich mich innerhalb dieser abgesteckten Grenzen bewege, habe ich das Gefühl, als sei alles nur halb so schlimm. Ich habe entdeckt, das man vieles eigentlich gar nicht tun muss – eine keineswegs unangenehme Erfahrung!

Sobald wir uns damit abgefunden haben, dass körperliche und seelische Leiden zum Lebensalltag gehören, können wir damit auch umgehen. Ich glaube an einen Sinn hinter allem Geschehen und empfinde Krankheiten daher als Zurechtweisungen, als Aufforderungen, uns zu wandeln und unsere Lebenseinstellung neu zu überdenken. Gewissenserforschung und Selbsterkenntnis sind die Voraussetzungen für den Umgang und letztlich die Bewältigung der Krankheit. Wie viele Krankheiten sind im Grunde doch selbstgebastelte Leiden. Wer sich viel vormacht, wer nicht bereit ist, sich die eigenen Fehler und Schwächen einzugestehen, wer die »Schuld« für Unglück und Misslingen immer bei anderen sucht, wird kaum Hilfe und Heilung finden, sondern im Gegenteil sich selbst und der eigenen Umgebung bald zur Last werden.

Ein Leiden wie Osteoporose, das sich über lange Jahre hin entwickelt, gräbt tiefe, unübersehbare Spuren. Tun wir im Rahmen unserer Möglichkeiten jedoch unser Bestes, wird der Erfolg nicht ausbleiben, und wir werden uns wieder wohl fühlen. Die Freude darüber, wieder schmerzfrei und beweglich zu sein, darf uns aber nie vergessen lassen, dass unser Wohlbefinden leicht zerbrechlich ist und sorgfältig gehütet sein will. Wir dürfen die uns gesteckten Grenzen nie mutwillig überschreiten.

Zu guter Letzt muss ich gestehen, dass ich zweimal sträflich leichtsinnig war: Anderthalb Jahre nach dem Wirbelkörpereinbruch begann ich, die »Fünf Tibeter« zu üben. Dies sind fünf einfache Übungen, die aus tibetischen Klöstern des Himalaya stammen und deren Ausübung Energieströme stimulieren und zu Vitalität, Jugendlichkeit und Wohlbefinden führen soll. Jung und Alt sprachen begeistert von diesem besonders hilfreichen und wirkungsvollen Training. Zuerst machte ich jede dieser Übungen fünfmal, also fünf mal fünf Übungen täglich, und nahm mir vor, sie bis auf zwölf zu steigern. Nach zwei Monaten war es so weit. Die Übungen fielen mir nicht besonders schwer, ich betrachtete sie sozusagen als nachmittägliche Auffrischung. Dann überkam mich der Leichtsinn, und ich erhöhte sie auf dreizehn, also dreizehn mal fünf Übungen täglich. Das machte ich drei Tage lang, und tags darauf geschah es: Nach der vierzehnten Drehübung verlor ich das Gleichgewicht und stürzte hart auf meine linke Seite zu Boden. Ich blieb minutenlang bewegungslos liegen, ehe ich es wagte, meine Glieder zu testen und meinen Rükken zu strecken. Der Schock war gewaltig. So passieren »unverschuldete Unglücksfälle«!

Was wollte ich mit dieser ständigen Steigerung erreichen oder unter Beweis stellen? Ewige Jugend, unversiegbare Vitalität, eine rekordverdächtige Leistung? Was hatte mich in Versuchung geführt? War es das Wort »Tibet«, der Gedanke an Mönche in Klöstern, die sich ganz dem geistigen Leben hingeben und zeitlos in ewiger Jugend leben? Ich dankte meinem Schutzgeist, dass er mich nicht härter für meinen Leichtsinn strafte und es bei einer deutlichen Warnung bewenden ließ. Offenbar aber hatte ich »die Botschaft« doch noch nicht verstanden, denn sieben Monate später, im Dezember, rutschte ich im Freien aus, diesmal vornüber auf die »Nase«. Harmlose Abschürfungen auf Wange und Kinn (die sich zu Fieberblasen und hartnäckigen, schwarzen Krusten entwickelten), wehe Knie und ein irritierter Rücken waren fürs Erste die Folgen. Doch von Tag zu Tag verstärkte sich ein Schmerz an der linken Brustseite, und als ich nach zehn Tagen endlich zum ungeliebten Röntgen ging, wurde eine Quetschung des linken Brustkorbes festgestellt (Contusio Thoracis sin). Diesem Sturz folgten drei schmerzvolle Wochen – ganz so harmlos wie der erste war dieser nicht mehr. Oberflächlich betrachtet waren unpassende Schuhe Schuld, die mir auf dem eisigen Weg keinen Halt gaben. In Wirklichkeit aber waren es Eile, Ungeduld und bodenloser Leichtsinn – und offenbar auch Hochmut, da ich auf die Nase fiel.

Die »Fünf Tibeter« habe ich daraufhin, obwohl deren allgemeiner Nutzen außer Frage steht, ad acta gelegt. Dafür entdeckte ich einige Zeit später die faszinierende Gesundheitsmethode Qi Gong (sprich: *Tschi Gung*).

Qi Gong-Übungen sind in China ein seit Jahrtausenden bewährtes Bewegungs- und Atemtherapie-System. Auch bei uns im Westen findet es immer mehr Interesse und Zustrom. Die Übungen bestehen aus einer leicht erlernbaren Abfolge bestimmter Bewegungen, die die Lebensenergie anregen und stärken, wodurch wir Ausgeglichenheit und Widerstandsfähigkeit wiedergewinnen.

Da wir dazu neigen, uns mit der eigenen Gesundheit erst dann auseinander zu setzen, wenn Beschwerden aufgetreten sind, gilt es eben, Versäumtes nachzuholen. Es ist nie zu spät dafür!

Wir müssen uns also ernsthaft fragen, ob wir bereit sind, etwa 30 Minuten täglich in unsere Gesundheit zu investieren: auch wenn für uns Geschädigte dieser Weg nicht ohne Mühe ist.

Ein chinesisches Sprichwort sagt: »Auch eine Reise von tausend Meilen beginnt mit dem ersten Schritt.« Tun wir also den ersten Schritt! Es ist wirklich nur eine Frage der Einteilung und des guten Willens. Auf wundersame Weise klopfen die benötigten Hilfsmittel bei uns an. Wir müssen nur wählen!

In diesen letzten Jahren ist mir eines zur Gewissheit geworden: Sobald wir auf die Weisheit unseres Körpers hören, seinen Anregungen vertrauen und Folge leisten, tun sich viele Wege auf, die uns zu Lebensfreude und physischer Gesundung führen.

Innere Harmonie wird durch Ausgeglichenheit, durch Gebet und Meditation erreicht. Und durch Dankbarkeit. Auch in schweren Zeiten gibt es Grund zu danken. Sei es für die Menschen, die uns lieben; oder uns ihre Aufmerksamkeit schenken. Sei es für alles, was gut läuft in unserem Leben. Sei es für unsere Fähigkeiten und Begabungen.

Nichts sollte für unseren Dank zu gering oder zu profan sein: Weder unser warmes Bett, unser Zuhause oder ein sonniger Tag, ein schmackhaftes Essen, eine köstliche Frucht, oder gar, dass wir uns schmerzfrei bewegen können Danken wir auch unseren Tieren dafür, dass sie uns lieben!

Es stimmt uns für den ganzen Tag positiver ein, wenn wir am Morgen mehrmals wiederholen:

Ich bin erfüllt von Dankbarkeit! Ich beginne den Tag voll Freude und mit der Sicherheit, dass mir geholfen wird und es mir zunehmend besser geht. Ich danke meinem Körper für seine Unterstützung und dafür, dass er mithilft, alle Disharmonie und alle Schmerzen zu entfernen und sie in Wohlbefinden zu verwandeln.

Abschließend möchte ich Ihnen noch mit den Worten eines Arztes Mut machen. Dr. Robert P. Heaney war in den USA seit den Anfängen der Osteoporose-Forschung mit dieser Krankheit und unzähligen Osteoporose-Patienten befasst. Er weiß also, wovon er spricht:
»Verlieren Sie bitte nicht den Mut, wenn der Fortschritt auf sich warten lässt. Ihr Zustand ist das Ergebnis einer langjährigen Entwicklung und kann nicht über Nacht verschwinden. Doch Sie können Fortschritte machen und sollten daran glauben. Seien Sie weder überrascht noch frustriert, wenn ein oder zwei Jahre nach der ersten Fraktur eine zweite leichte Fraktur erfolgt. Ihre Knochen sind schwach, und es braucht Zeit, sie zu kräftigen. Eine zweite Fraktur ist kein Anzeichen dafür, dass Ihre Bemühungen umsonst waren oder dass Sie sich nicht genug Mühe geben. Betrachten Sie sie als Erinnerung, dass die erste Fraktur kein Zufall war, dass Sie ein ernsthaftes Gesundheitsproblem haben und dass es sich lohnt, Ihre Anstrengungen zu verdoppeln.«
Ich kann aus eigener Erfahrung bestätigen: Hilfe ist möglich. Wir können weitere Verluste der Knochensubstanz verhindern und damit die Voraussetzungen für neues Wohlbefinden schaffen. Für dieses neue Wohlbefinden müssen wir allerdings tätig sein, wir müssen es uns erarbeiten und – das dürfen wir nie vergessen – es als kostbaren Schatz hüten.
Ich wünsche Ihnen viel Kraft und Selbstvertrauen auf Ihrem Weg; möge Ihr Leben wieder schmerzfrei und froh werden!

Die Autorin

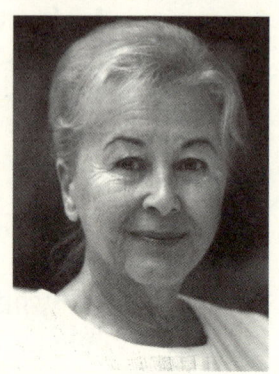

Regine Dapra, am 2.2.1929 geboren, lebt in Salzburg. Nach einer Karriere als Konzertpianistin begann sie in den sechziger Jahren mit naiver Malerei, mit der sie in kurzer Zeit internationales Ansehen erlangte.

Kritiker ordnen sie immer wieder einem poetischen Realismus zu. Sie hat seit 1964 in fast allen europäischen und überseeischen Ländern ausgestellt und internationale Anerkennung und Preise gewonnen.

Sie selbst sagt über ihre Kunst: »Ich bemühe mich, mit meiner Malerei die Menschen mit der Natur und mit den Tieren zu versöhnen.«

In vielen Aktionen hat sie sich immer wieder für die bedrohte Umwelt und Tierwelt eingesetzt, vor allem gegen das Unrecht der Tierversuche. Zusammen mit Barbara Rütting gründete sie die »Initiative gegen Tierversuche«.

Im Alter von 60 Jahren erlitt sie einen Wirbelkörpereinbruch durch fortgeschrittenen Knochenabbau. Ihre Erfahrungen mit dieser Krankheit hat sie in dem hier vorliegenden Buch verarbeitet, mit dem sie anderen Betroffenen Mut und Hoffnung machen möchte.

Informationen über das künstlerische Schaffen und Beispiele ihrer Werke sind auf der Internet-Homepage von Regine Dapra (http://members.eunet.at/dapra/) zu finden, für die sie als Motto einen Satz von C. G. Jung gewählt hat: »Wenn etwas in seiner Form Schönheit oder Harmonie verrät, dann kommt es der Wahrheit sicher näher, als wenn es hässlich ist«.

Literaturverzeichnis

Bach, Dr. Edward / Petersen, Jens-Erik R.: *Heile dich selbst mit den Bach-Blüten*, Knaur-Verlag

Barkawitz, Suzanne: *Vegan genießen*, pala-verlag

Hildegard von Bingen: *Heilkraft der Natur – Physica*, Pattloch-Verlag

Bölts, Johann: *Qigong – Heilung mit Energie*, Herder Verlag

Bruker, Dr. med. M.O.: *Ärztlicher Rat aus ganzheitlicher Sicht*, Emu-Verlag

Doucet, Friedrch W.: *Traum und Traumdeutung*, Heyne Verlag

Foen Tjoeng Lie: *Chinesische Naturheilverfahren*, Bassermann

Hettinger, Prof. Dr. Theodor: *Isometrisches Muskeltraining*, Ecomed-Verlagsgesellschaft

Jung, C. G.: *Psychologische Typen*, Ges. Werke, Bd. 6, Walter-Verlag

Mulford, Prentice: *Unfug des Lebens und des Sterbens*, Fischer Taschenbücher

Notelovitz, Morris /Ware, Marsha: *Aufrecht bis ins hohe Alter*, Goldmann-Verlag

Schmidt, Hans-Gottfried: *Osteoporose*, Kneipp Verlag

Schrödter, Willy: *Pflanzengeheimnisse*, Reichl Verlag

Paramahamsa Yogananda: *Wissenschaftliche Heil-Meditation*, Scherz Verlag

Jentschura, Peter/ Lohkämper, Josef: *Gesundheit durch Entschlackung*, Gesundheits Verlag, Münster

BASEnkur Bezugsadressen:
Deutschland: ORGON Körperpflegemittel,
Dülmener Straße 33,
D-48163 Münster, Tel 02536/33100
Österreich: Royal spirit Handelsges. mbH,
Grünentorgasse 4, A-1090 Wien,Tel 01/3108024
Schweiz: Vitaconcept AG, Hadwigstraße 6A,
CH-9000 St. Gallen, Tel 071/2440175

Verzeichnis der Rezepte

Alphabetischer Rezeptindex

Vegan genießen / Rezepte ohne tierisches Eiweiß

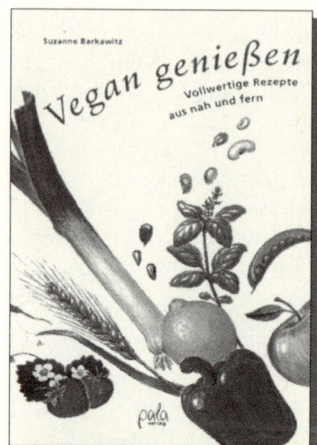

Suzanne Barkawitz:
Vegan genießen
ISBN: 3-89566-137-6

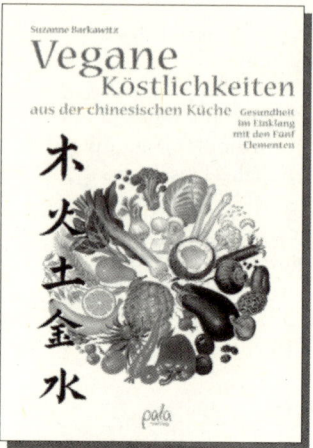

Suzanne Barkawitz:
Vegane Köstlichkeiten aus der chinesischen Küche
ISBN: 3-89566-144-9

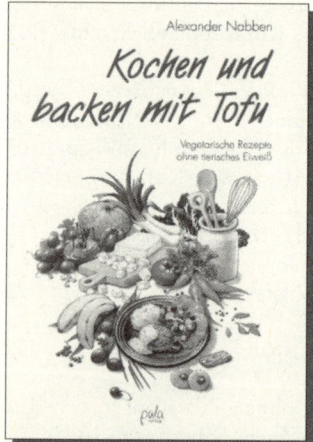

Alexander Nabben:
Kochen und backen mit Tofu
ISBN: 3-89566-123-6

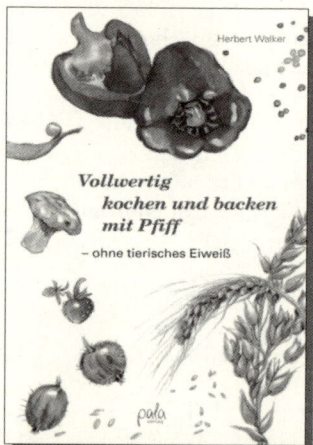

Herbert Walker:
Vollwertig kochen und backen mit Pfiff – ohne tierisches Eiweiß
ISBN: 3-89566-146-5

Vegetarisch kochen

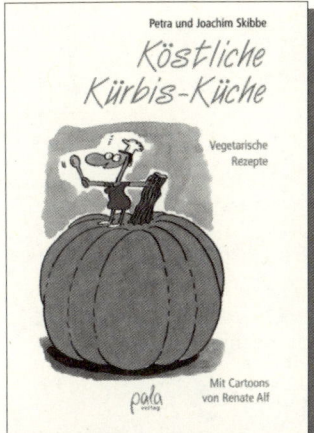

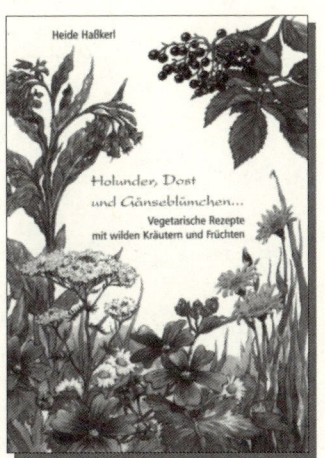

Petra und Joachim Skibbe:
Köstliche Kürbis-Küche
ISBN: 3-89566-150-3

Heide Haßkerl:
Holunder, Dost und Gänseblümchen...
ISBN: 3-89566-149-x

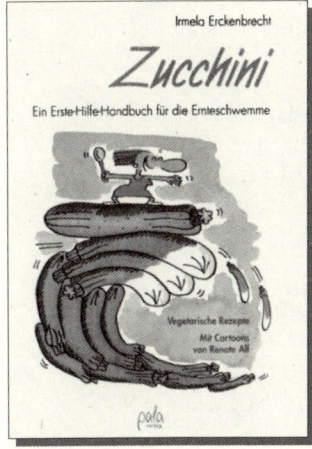

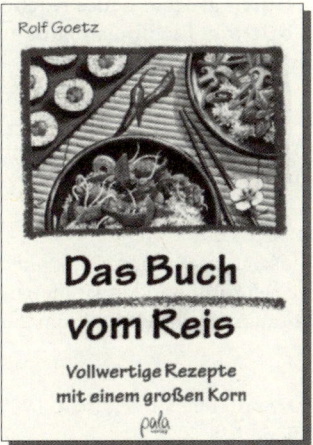

Irmela Erckenbrecht:
Zucchini
Mit Cartoons von Renate Alf
ISBN: 3-89566-131-7

Rolf Goetz:
Das Buch vom Reis
ISBN: 3-89566-141-4

Gesamtverzeichnis bei: pala-verlag, Rheinstraße 37, D-64283 Darmstadt

Die Erstausgabe dieses Buchs ist 1993
im Econ Taschenbuchverlag, Düsseldorf und Wien erschienen

Bearbeitete, aktualisierte und ergänzte Neuausgabe
© pala-verlag, Darmstadt, 2000
ISBN: 3-89566-148-1

Wir danken dem Mosaik Verlag, München, für die freundliche
Abdruckgenehmigung von 35 Rezepten aus folgenden Titeln:
Barbara Rütting: Mein neues Kochbuch
Barbara Rütting: Lieblingsmenüs aus meiner Vollwertküche
beide erhältlich im Buchhandel

Der Fa. Opfermann-Arzneimittel GmbH, Wiehl, danken wir
für die Abdruckerlaubnis der isometrischen Übungen aus dem
Osteoporose-Serviceprogramm

Lektorat: Ute Galter
Rezeptillustrationen: Margret Schneevoigt
Fachliche Beratung zu den isometrischen Übungen:
Andrea Franzmann, ganzheitliche Krankengymnastik, Darmstadt

Titelbild:
Regine Dapra: »Die alte Ruine«, 1989, 35 × 45 cm, Öl/Leinen
Bild auf Seite 128:
Regine Dapra: »Der Baum«, 1988, 30 × 25 cm, Öl/Leinen

Druck und Bindung: freiburger graphische betriebe
Printed in Germany

Dieses Buch ist auf Papier aus 100 % Recyclingmaterial gedruckt